MAREN BRAND UND CHRISTINA LOBE

YOGA
LEHREN

Die sieben
Schlüssel für
einen guten
Yogaunterricht

THESEUS

© 2018 Theseus in Kamphausen Media GmbH, Bielefeld, info@kamphausen.media, www.kamphausen.media
Lektorat: Susanne Klein, Hamburg, kleinebrise.net
Layout und Umschlaggestaltung: Tina Paschetag, Bielefeld, www.büropaschetag.de
Fotos: Bianca Lingner, Bielefeld, lightsinbalance.com,
    auf den Seiten 24, 44/45, 51, 64/65, 84, 86/87, 104/105, 122/123, 130, 154/155, 159, 182, 186, 190/191, 202, 208, und auf dem Buchumschlag
    Lena Fingerle, Berlin, lenafingerle.de, auf den Seiten
    16, 18, 30, 72, 92, 110, 139, 146, 168/169, 174/175, 194
    Meiying Ng, Instagram: @meiyingmeiying, Seite 4/5
Druck und Bindung: Print Consult GmbH

ISBN Printausgabe: 978-3-95883-296-1
ISBN E-Book: 978-3-95883-297-8

4. Auflage 2023

Bibliografische Information der Deutschen Nationalbibliothek:
Die Deutsche Nationalbibliothek verzeichnet diese Publikation in der Deutschen Nationalbibliografie; detaillierte bibliografische Daten sind im Internet über http://dnb.de abrufbar.

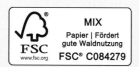

Für alle unsere Lehrer

Inhalt

Om. Mögen wir uns beschützen,
Lehrer und Schüler.
Mögen wir das Glück der
Freiheit genießen.
Mögen wir gemeinsam mit großer
Energie arbeiten.
Mögen wir konzentriert lernen.
Mögen wir liebevoll
miteinander umgehen.
Om. Frieden, Frieden, Frieden.

Om Saha Navavatu

Saha Nau Bhunaktu

Saha Viryam Karavavahai

Tejas Vina Vadhi Tamastu

Ma Vidvishavahai

Om Shanti Shanti Shanti

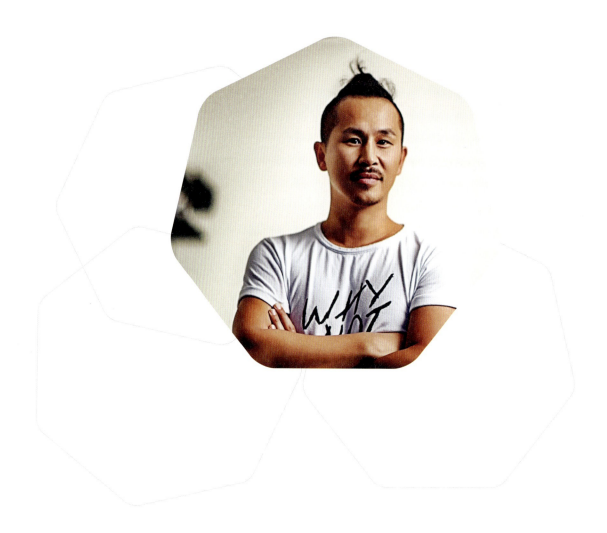

Foto @yongsubi

Vorwort

———

Als hauptberuflicher Yogalehrer muss ich leider zugeben, dass ich so gut wie nie Yoga-bücher lese. Dabei bin ich eine Leseratte. Woran es liegt? Ganz einfach: Die meisten Yogabücher sind mir zu langweilig, und interessante und lesenswerte Themen findet man selten. Als Christina mich bat, ein Vorwort zu schreiben, war ich in der Zwickmühle. Eine gute Freundin bittet mich um einen Gefallen, aber was ist, wenn das Buch mich gar nicht anspricht? Könnte ich lügen und PR-taugliche Sätze veröffentlichen lassen? Oder sag ich lieber gleich ab?

Dann kam die Datei mit dem Text als E-Mail. Alle meine Sorgen waren verschwunden; endlich ein Buch mit einem Inhalt, der mich anspricht. Es gibt darin eine Menge pragmatischer und liebevoller Tipps (ja, liebevoll, denn das sind die Autorinnen. Meine Version wäre wahrscheinlich direkter gewesen), wie man eine solide Yogastunde unterrichten kann.

Als junger Yogi mit Anfang 20 habe ich mich mal gefragt: „Was sind die USP von Yogalehrern?" Damals studierte ich noch Maschinenbau an der RWTH Aachen, spielte aber bereits mit der Idee, alles aufzugeben und ausschließlich Yoga zu unterrichten.

Sind Yogis mystische Heiler? Können wir Krankheiten heilen und Schmerzen lindern, vielleicht sogar besser als Mediziner, Heilpraktiker, Osteopathen? Wohl kaum! (Manche tun leider so und verteufeln dabei die Schulmedizin. Ich gehöre nicht dazu.)

Sind Yogis die besten Akrobaten? Die Zirkusartisten, Kontorsionisten (Schlangenmenschen), Breakdancer und andere Akrobaten würden wahrscheinlich nur müde lächeln.

Sind wir denn dann wenigstens philosophisch ganz weit vorne? Oder bei der Meditation viel-leicht? „Echte" Philosophen und Zen-Mönche könnten sicher sehr weise Wörter finden, um uns da den einen oder anderen Denkanstoß oder ein Koan zu geben.

Ich habe vor Jahren in dem Buch „Teaching Yoga" (leider nicht auf Deutsch erhältlich) der ame-rikanischen Yogalehrerin Donna Farhi eine klare Antwort darauf gefunden, was unsere Haupt-aufgabe ist; es war eine Antwort, die ich selber schon gefühlt hatte, aber noch nicht formulieren konnte: Unsere Hauptaufgabe ist es, durch den körperlichen Zugang die Menschen im Herzen zu berühren!

Das war die Antwort, nach der ich gesucht hatte. Kurz danach schmiss ich alles hin und bin seit-dem Yogalehrer.

Ja, dafür sind Bücher da! Die Antworten, die schon in dir schlummern, von denen du aber noch nicht weißt, wie du sie ausdrücken sollst, hat da jemand schon für dich aufs Papier gebracht. Und wenn du das liest, resoniert es in dir!

Ich denke, wenn du es mit Yoga ernst meinst, ist die Wahrscheinlichkeit sehr groß, dass du in die-sem Buch einiges an Inspiration bekommen wirst und Antworten, die du schon in dir gefühlt hast. Das Buch ist also mit Vorsicht zu genießen, denn es kann dein Leben verändern.

Viel Resonanz wünsche ich dir beim Lesen! Young-Ho Kim

"

Wenn du etwas lernen willst, lies darüber.
Wenn du etwas verstehen willst, schreib darüber.
Wenn du etwas meistern willst, lehre es.

Yogi Bhajan

"

Einleitung

Eine gute Yogastunde ist wie ein Kunstwerk. Als Yogalehrer sind wir Künstler und erschaffen immer wieder aufs Neue die Möglichkeit einer einzigartigen Erfahrung für den Yogaschüler. Im Idealfall können wir mit unserem Yoga die Herzen unserer YogaschülerInnen erreichen und einen positiven und hilfreichen Beitrag für ihr Leben leisten. Neben einer guten Vorbereitung und einer durchdachten Komposition bedarf es für jede gelungene Yogastunde auch der Spontanität, des Einfühlungsvermögens und der Kreativität.

Es ist vor allem unsere eigene Yogaerfahrung und regelmäßige Praxis, die uns dazu befähigt, gezielt auf die Yogaschüler einzugehen und ihnen einen inspirierenden Yogaunterricht anzubieten. Wenn du den Weg der Yogalehrerin bzw. des Yogalehrers einschlagen möchtest, bedeutet das ein lebenslanges Lernen, Praktizieren und Studieren. Der Yogaweg ist ein Lebensweg. Die Yogalehrerausbildung ist erst der Beginn dieses Weges. Mit diesem Arbeits- und Praxisbuch möchten wir YogalehrerInnen Wege aufzeigen, kreativ mit all dem umzugehen, was sie in ihrer Ausbildung und auf ihrem Weg gelernt haben, und all das für ihren Unterricht zu nutzen, was ihnen am Herzen liegt. Wir geben dir die – aus unserer Sicht – sieben wichtigsten Schlüssel an die Hand, die dich darin unterstützen, einen rundum gelungenen Yogaunterricht anzubieten. Wir wollen dich ermutigen, deinen ganz eigenen, individuellen Weg zu finden, die eigene Stimme zu entwickeln und beim Unterrichten vollkommen authentisch zu sein. Selbstreflexion ist dafür eine der Eigenschaften, die uns als YogalehrerInnen dazu führt, unseren Yogaunterricht immer wieder zu verfeinern und zu vertiefen. So wird jede Yogastunde zu einem Kunstwerk.

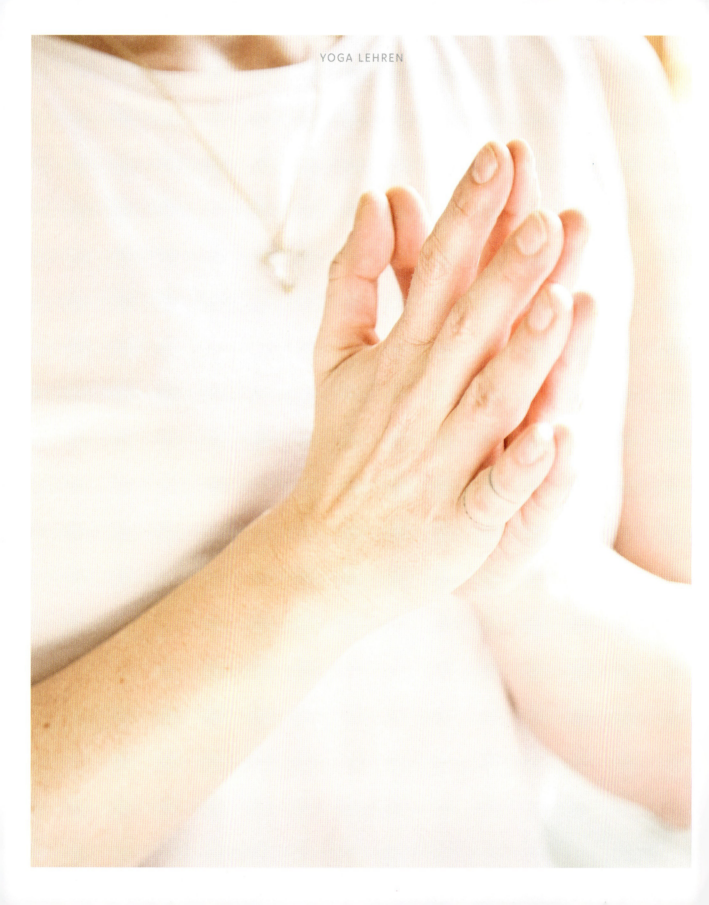

Nimm dir immer wieder Zeit zu reflektieren, wo du gerade stehst. Nimm dir Zeit, um dich daran zu erinnern, warum du ursprünglich mit Yoga begonnen hast und was deine Motivation ist, Yoga zu lehren. Verfeinere deinen Yogaunterricht nach und nach. Habe auf diesem Weg Geduld und Vertrauen. Yoga ist wie gesagt ein Lebensweg und wächst mit jeder neuen Erfahrung. Habe keine Angst, dich so zu zeigen, wie du bist. Lehre, was du selbst erfahren und erlebt hast. Alles intellektuelle Verstehen ist begrenzt. Sei hungrig nach Weisheit. Habe Vertrauen in dich selbst, in dein eigenes Licht und deinen Weg als YogalehrerIn. Ist das Licht des Yoga einmal angezündet, erlischt es nie wieder. Je intensiver man übt, desto heller leuchtet die Flamme. Je mehr du unterrichtest, umso mehr überträgst du diese Flamme. Yoga weiterzugeben ist ein Geschenk und eine Ehre.

Wir verbeugen uns vor allen LehrerInnen, die uns auf unserem Yogaweg begleitet haben, uns weiterhin inspirieren, als Vorbild dienen und als MentorInnen für uns da sind. Wir verbeugen uns vor all unseren SchülerInnen, ihrer Bereitschaft und Offenheit, den Yogaweg mit uns zu gehen, und dass sie damit selbst wichtige LehrerInnen für uns sind.

Wir verneigen uns vor dir und deiner Reise als YogalehrerIn.

Namaste,
Maren und Christina

Anmerkung:
Auch wenn es für die Lesbarkeit vielleicht ungewöhnlich ist, haben wir uns aus Gründen der Gleichberechtigung nach längerem Ausprobieren und Überlegen dazu entschieden, in diesem Buch hauptsächlich von „LehrerInnen" und „SchülerInnen" und nur hin und wieder von „Lehrern" und „Schülern" zu sprechen.
Herzlichen Dank für euer Verständnis!

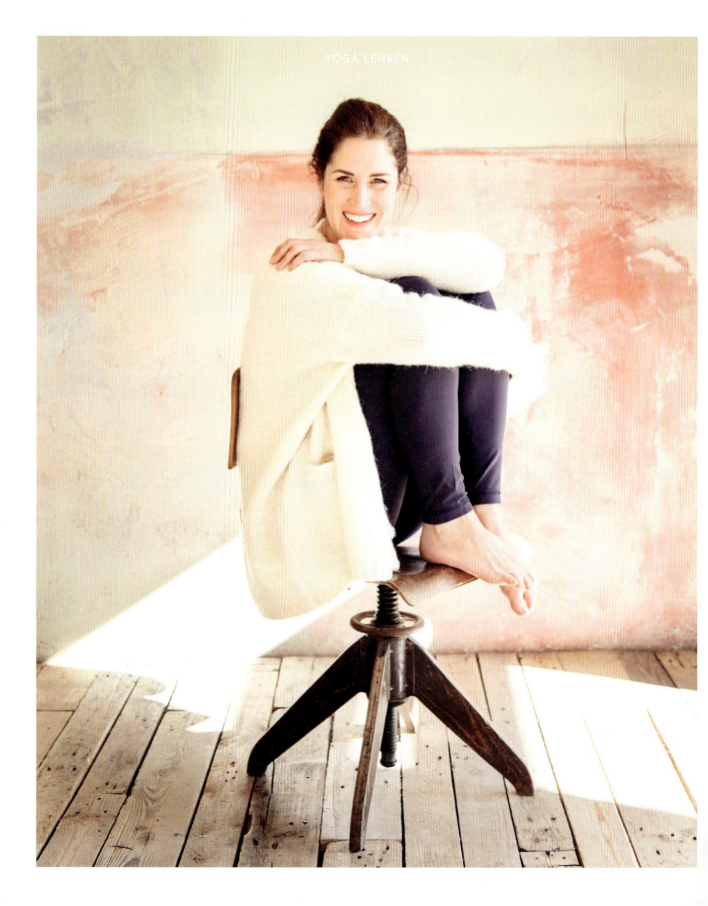

Christina Lobe

Was dient dir als Inspirationsquelle für deinen Yogaunterricht?

Das Leben, alles, was mich umgibt und ich erfahre, ist Quelle der Inspiration. Zusätzlich Bücher und Schriften, meine Lehrer, Familie und Freunde, Reisen und Rückzug. Die eigene *Asana*- und Meditationspraxis ist für mich essenziell, um mich inspiriert zu fühlen. Für mich sind das „Türöffner" zum eigenen Herzen, die ich nutze, um die Verbundenheit von und mit allem zu erleben und im Bewusstsein zu bleiben.

Warum bist du Yogalehrerin geworden?

Es hat sich einfach richtig angefühlt. Mein damaliger Job hat mich nicht erfüllt; doch das, was mich erfüllt hat, waren die Yogaklassen, die ich fast täglich besuchte. Um mehr über Yoga zu lernen und meine eigenen Erfahrungen zu vertiefen, begann ich die Ausbildung. Und damit war eigentlich alles klar. Ich wollte mich nicht mehr nebenbei mit Yoga beschäftigen. Yoga wurde zu meinem Lebensmittelpunkt, meiner Lebenseinstellung und meinem Beruf.

Kannst du dich an deine erste Yogastunde erinnern, die du unterrichtet hast? Ist es dir schwer-/leichtgefallen? Wie hast du dich danach gefühlt?

Ich muss gestehen, dass ich sehr aufgeregt und nervös war. Doch nach den ersten 10 Minuten ging es besser, und ich konnte neben der Nervosität auch die Verbindung spüren. Die Verbindung mit den anderen, dem gemeinsamen Atem und der Energie, die einen durchströmt, wenn man den „Sitz des Lehrers" einnimmt und zulässt. Es dauerte ca. ein Jahr, bis sich das Lampenfieber gelegt hat. Ich wusste jedoch, dass es das ist, was ich machen möchte. Und ich sagte mir: Solange Teilnehmer in meine Klassen kommen, werde ich mein Bestes tun, um das Yoga, so wie ich es verstehe und liebe, zu vermitteln.

99

Wie lautet dein persönlicher *Sankalpa*
für dich als Yogalehrerin?

Erweitere dein Bewustsein
und befreie dein Herz.

66

Wie hat sich dein Yogaunterricht im Laufe der Jahre verändert?

Ich denke, dass junge Lehrer, so wie auch ich eine junge Lehrerin war (oder immer noch bin), sich zu Beginn sehr an Strukturen oder ihren eigenen LehrerInnen orientieren. Durch die eigene Praxis, den Zuwachs an eigener Erfahrung als Praktizierende und Lehrerin veränderte sich der Unterricht automatisch. Aufgrund all der Informationen und Beobachtungen im Laufe der Jahre, glaube ich noch besser auf die Schüler eingehen zu können. Meine Sprache ist präziser, die Balance zwischen Kraftvollem und Sanftem harmonischer geworden, insgesamt hat sich alles verfeinern dürfen. Die eigene jahrelange Praxis erweitert das Bewusstsein, meine persönliche Energie ist stärker und stabiler, das gibt die Sicherheit, noch klarer zu sein, direkter und zugleich subtiler.

Was willst du angehenden oder neuen YogalehrerInnen aus deiner Erfahrung gerne für ihren Weg mitgeben?

Neben dem, was sie an Strukturen lernen, ist die eigene Erfahrung die Quelle ihres Unterrichts. Yoga kann nicht konsumiert werden, um damit ein besserer Lehrer zu werden. Ein essenzieller Schlüssel ist, den Zugang zu finden zu der inneren Verbundenheit oder Weisheit oder dem Bewusstsein, wie auch immer wir das nennen wollen. Neben den Einflüssen aus dem Außen gilt es, den eigenen „inneren Lehrer" zu finden. Alles, was wir tief empfunden und erlebt haben in unserer Praxis, ist Inspiration für andere bzw. die SchülerInnen. Vertrau also auf deine Erfahrungen und lebe so, dass du Erfahrungen bewusst wahrnehmen kannst.

Welche Aspekte magst du am Unterrichten am meisten? Was empfindest du als herausfordernd am Beruf des Yogalehrers?

Ich liebe es, mich mit den Inhalten des Yoga zu beschäftigen, Klassen oder Workshops zu konzipieren, immer wieder zu kontemplieren, was heute das Richtige für die SchülerInnen sein könnte. Während der Ausbildungen finde ich es fantastisch, zu beobachten, wie die angehenden LehrerInnen ihren Weg finden, und es ist eine Ehre, sie dabei unterstützen zu können, ihre eigene Stärke und Stimme als YogalehrerInnen zu finden.

Was mir schwerer fällt, ist die Organisation drum herum – von der Steuer, über Preisgestaltung bis hin zum Sichtbarmachen der eigenen Person. Also all das, was nicht unmittelbar den Yoga betrifft, aber wichtig ist, um ihn in dieser Welt leben und weitergeben zu können.

Wie sieht deine Selbstfürsorge aus? Was hast du für „Selfcare-Rituale"?

Hier habe ich einiges lernen dürfen im Laufe der letzten Jahre. Denn so gerne ich auch Mutter bin und Yoga unterrichte, geht das nur so lange gut, solange ich in meiner Kraft und Energie bleibe. Mittlerweile habe ich einen guten Rhythmus für mich gefunden. In den unterrichtsintensiven Zeiten nähre ich mich mit ausreichend Schlaf, regelmäßigem Essen, Sauna oder Massagen und der eigenen Praxis. Zeiten, in denen ich alleine sein kann, sind für mich essenziell und daher organisiere ich mir diese gezielt in meinen Kalender. Grundsätzlich überprüfe ich für mich regelmäßig, was mir Kraft gibt und was sie mir raubt, und richte danach meine Selbstfürsorge aus.

Wenn du auf die Matte gehst: Was übst du dann? Wie oft stehst du auf der Yogamatte?

Egal, wo ich gerade bin, ob zu Hause in Berlin oder unterwegs, gehört zu meiner Praxis Meditation und *Asana*. Mal länger, mal kürzer; mal kraftvoll und präzise, mal sanft und fließend, je nach Gegebenheit, Körperbedürfnis und Zeit. Meine Praxis ist für mich ein inneres „Ein-Checken" und Bewusstwerdung. Dazu besuche ich nach wie vor gerne Klassen und Workshops und liebe Weiterbildungen.

Was sind/waren deine Ängste beim Yogaunterrichten?

Nicht gut genug zu sein. Mittlerweile gibt mir meine Praxis und Erfahrung so viel Halt und Vertrauen, dass sich diese Angst nicht mehr sehr oft zeigt. Wenn ich stabil bin in meiner Energie und vertrauensvoll in der Anbindung an das Bewusstsein, dann gibt es keine Ängste mehr.

Was ist deine größte Herausforderung am Yogalehrer-Dasein?

Ich kann mein Yogalehrer-Dasein nicht unbedingt trennen von meinem Dasein als Privatperson. Yoga ist überall in meinem Leben und durchdringt es. Das Leben fordert mich genauso wie jeden anderen. All den Herausforderungen, die auf mich zukommen, im Gegenzug mit Vertrauen und yogischem Herzen zu begegnen, ist wohl die größte Herausforderung im Leben.

Wobei hättest du dir gerade am Anfang mehr Unterstützung gewünscht?

Für mich war alles okay, so wie es war. Denn ich bin davon überzeugt, dass es genauso gekommen ist, wie es richtig für mich ist, mit den Lehrstücken, die mich zu der Lehrerin gemacht haben, die ich heute bin und sein soll. Eine Sache, die ich jedoch sehr wichtig finde, ist der Austausch! Austausch mit dem eigenen Lehrer, mit Kollegen und Freunden. Das war für mich sehr wichtig, und nach dem Feedback, das ich heute bekomme, sind viele junge LehrerInnen zu sehr auf sich alleine gestellt und haben zu wenig davon. Yoga ist auch das Verbinden unter- und miteinander. Das stützt gerade am Anfang ganz besonders.

Welcher Schlüssel ist deiner Meinung nach der wichtigste für einen guten und erfolgreichen Yogaunterricht?

Yoga ist ein Zusammenspiel von sehr vielen Aspekten. Da sind zum einen die sieben Schlüssel, die wir im Buch erläutern und von denen jeder einzelne weiter vertieft werden kann. Dazu kommen die persönlichen Erfahrungen und was uns das Leben gelehrt hat. Das Miteinander all unserer Gegensätze und Erfahrungen, von Innen und Außen, von Materiellem und Spirituellem kreieren letztendlich deinen Yogaunterricht.

Das Allerwichtigste für mich persönlich ist, dass das, was ich mache, mir Spaß macht. Ich liebe es, Yoga zu praktizieren und zu unterrichten, und diese Liebe ist der stärkste Antrieb.

christinalobe.com

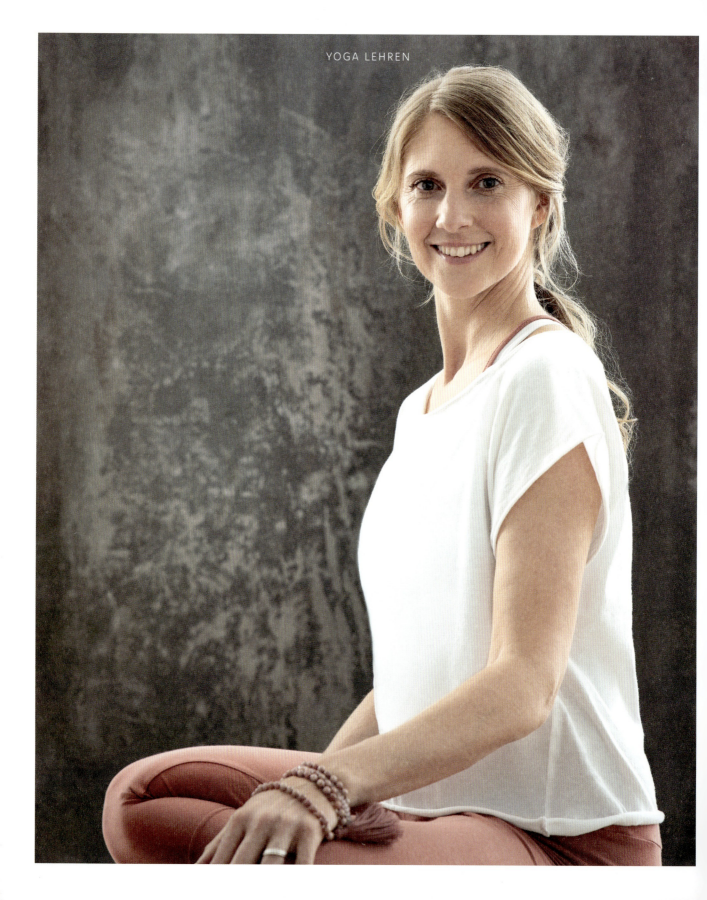

Maren Brand

Was dient dir als Inspirationsquelle für deinen Yogaunterricht?

Yoga ist für mich nicht nur ein Bestandteil meines Lebens, es ist mein Leben. Wenn ich auf meinem Weg bleibe, fügt sich auch alles andere. Yoga schenkt mir dieses tiefe Vertrauen ins Leben. Und so ist das Leben an sich die größte Inspirationsquelle für mich, Begegnungen und Gespräche mit anderen Menschen, Bücher, Musik und Filme ...

Durch meine langen Reisen und intensiven Studienzeiten in Asien und Lateinamerika kann ich aus einem reichen Fundus an Themen für Yogaklassen, Workshops und Retreats schöpfen. Außerdem dient mir meine eigene Praxis als große Inspirationsquelle.

Warum bist du Yogalehrerin geworden?

Als ich mit Yoga begonnen habe, war es für mich „Liebe auf den ersten Blick". Ziemlich schnell wusste ich, dass ich da einen ganz besonderen Schatz gefunden hatte. Bereits die erste Yogapraxis fühlte sich so vertraut an, als hätte ich schon immer Yoga gemacht. Die Praxis wurde schnell zu einem täglichen Ritual. Yoga hat mich darin unterstützt, in Harmonie mit meiner Skoliose zu leben, und hat mir einen Weg zu innerem Frieden gezeigt. Mit dem Herzenswunsch, mehr über Yoga, Meditation und Körperarbeit zu erfahren, machte ich mich auf den Weg nach Asien. Dort besuchte ich Klöster und Ashrams, wo ich Schweigemeditation praktizierte. In Thailand und Indien lernte ich ganz unterschiedliche Yogalehrer und Yogastile kennen. Da ich sowohl auf körperlicher als auch auf geistiger Ebene so viel aus diesem intensiven Eintauchen in die Welt des Yoga mitgenommen habe, war ziemlich schnell klar, dass ich meine Leidenschaft fürs Yoga weitergeben möchte. Da war so ein tiefes Wissen, dass die Suche nach meiner Bestimmung endlich aufgehört hat; ich hatte das Gefühl, angekommen zu sein. Rückblickend kann ich sagen, dass mich mein ganzes Leben dahin geführt und darauf vorbereitet hat, Yoga zu unterrichten.

"

Wie lautet dein persönlicher *Sankalpa*
für dich als Yogalehrerin?

Raising the light.

MEHR LICHT IN DIE WELT BRINGEN.

"

Kannst du dich an deine erste Yogastunde erinnern, die du unterrichtet hast? Ist es dir schwer-/leichtgefallen? Wie hast du dich danach gefühlt?

Yoga zu praktizieren und Yoga zu unterrichten sind zwei verschiedene Paar Stiefel. Während ich mich in meiner eigenen Yogapraxis vom ersten Augenblick an vollkommen zu Hause gefühlt habe, hat es beim Unterrichten tatsächlich etwas länger gedauert, bis ich das Gefühl hatte, in meinem Element zu sein. Die ersten Yogastunden (vor allem die während der Yogalehrerausbildung) sind mir unglaublich schwergefallen: Wie finde ich die richtigen Worte für das, was ich fühle? Wie drücke ich mich verständlich aus, sodass die SchülerInnen mich verstehen? Wie sage ich eine Position an? Obwohl ich den großen Wunsch verspürte, meine Yogaerfahrungen zu teilen, war gerade das Teilen und Mitteilen am Anfang genau das, was mir schwergefallen ist. Das hat mich zunächst enttäuscht, bis ich akzeptiert habe, dass es diese Zeit braucht, um das Unterrichten als Handwerk zu erlernen.

Wie hat sich dein Yogaunterricht im Laufe der Jahre verändert?

Anfangs habe ich mich sehr stark an all die wunderbaren Prinzipien gehalten, die ich in meiner ersten Anusara-Yogalehrerausbildung gelernt habe. Sie sind auch nach wie vor das Fundament für meinen Yogaunterricht. Im Laufe der Jahre bin ich jedoch viel freier geworden, was meinen Yogastil angeht. Die tiefe Erfahrung, sich voll und ganz zu spüren mit all dem, was man mit auf die Matte bringt, steht für mich mehr im Vordergrund, als einen bestimmten Stil zu unterrichten. Yoga ist ein Prozess, sich selbst immer näherzukommen und ganzheitlicher zu leben. Das zu vermitteln, mit all dem, was mir persönlich gerade auf meinem Weg begegnet, liegt mir besonders am Herzen. Insgesamt bin ich in meinem Yogaunterricht immer klarer geworden und erlaube mehr Tiefe.

Was willst du angehenden oder neuen YogalehrerInnen aus deiner Erfahrung gerne für ihren Weg mitgeben?

Meine Empfehlung ist, sich auf dem Weg zum Yogalehrer Zeit zu lassen. Die Yogalehrerausbildung an sich macht noch keinen guten Yogalehrer aus dir. Es ist so wertvoll, SchülerIn zu sein, bei unterschiedlichen LehrerInnen intensiv zu praktizieren, zu studieren und verschiedene Erfahrungen zu sammeln. Es ist sinnvoll, diverse Yogastile kennenzulernen und so mehr und mehr zu dem zu finden, wie und was man selbst gerne unterrichten möchte. UND: Nur wenn wir als YogalehrerInnen in unserer eigenen Praxis gut verankert sind und uns weiterhin auch als SchülerInnen sehen, können wir auch inspirierend unterrichten.

Welche Aspekte magst du am Unterrichten am meisten? Was empfindest du als herausfordernd am Beruf des Yogalehrers?

Zu wissen, dass ich mit dem, was ich tue, das Leben von Menschen bereichern kann, ist unglaublich wertvoll. Es ist eine große Freude, Transformation und Wachstum bei den YogaschülerInnen zu sehen. Am Beruf des Yogalehrers schätze ich besonders die Verbindungen: mit Menschen zu arbeiten und sie zusammenzubringen; mit Worten und Sprache zu spielen; Körper und Geist zu verknüpfen; mit Verstand und Herz Yogaklassen, Workshops und Retreats an kraftvollen Orten zu gestalten. Der Beruf des Yogalehrers ist sehr abwechslungsreich, vielschichtig und kreativ, was mir sehr entgegenkommt. Herausfordernd ist, dass wir immer dann arbeiten, wenn alle anderen frei haben, also häufig abends und am Wochenende.

Wie sieht deine Selbstfürsorge aus? Was hast du für „Selfcare-Rituale"?

Das wichtigste Selfcare-Ritual ist für mich neben meiner eigenen Yoga- und Meditationspraxis, auf die Stimme meines Herzens und den Ruf meiner Seele zu hören. Um Körper und Geist zu nähren, gehe ich regelmäßig zur Massage, zur osteopathischen Behandlung, in die Sauna und zu einem Coach. In meinem Alltag nutze ich außerdem die Kraft von reinen ätherischen Ölen, um in meiner Kraft zu bleiben.

Wenn du auf die Matte gehst: Was übst du dann? Wie oft stehst du auf der Yogamatte?

Meine eigene Praxis sieht jeden Tag anders aus, je nachdem wie viel Zeit ich mir dafür nehmen kann. Mindestens zweimal pro Woche versuche ich eine lange Praxis einzuplanen. An vielen Tagen sind es eher 30 Minuten. Da ich von den ayurvedischen Konstitutionstypen meiner Natur nach viel Luft *(Vata)* und Feuer *(Pitta)* habe, wähle ich zum Ausgleich gerne eine erdende und beruhigende Praxis. Wichtiger Bestandteil sind neben der *Asana*-Praxis für mich vor allem auch die Stille, Meditation, Yoga Nidra und Calligraphy Yoga. Mantren zu singen und Harmonium zu spielen sind ebenfalls Teil meiner Yogapraxis.

Was sind/waren deine Ängste beim Yogaunterrichten?

Am Anfang hatte ich Angst, mich so zu zeigen, wie ich bin, in meiner Kraft und meiner Sanftheit. Vielleicht hatte ich auch Angst, dass ich mit den Themen, die mir wichtig sind, als „zu spirituell" abgestempelt werde. Da musste ich mehr Selbstvertrauen gewinnen. Mittlerweile habe ich keine Angst mehr beim Yogaunterrichten, sondern genieße es sehr, immer wieder aufs Neue diesen heilig-mystischen Raum zu betreten und zu halten, der beim Yoga entsteht.

Was ist deine größte Herausforderung am Yogalehrer-Dasein?

Mich nicht zu vergleichen und einfach bei mir und meinem Weg zu bleiben. Mir selbst Pausen zu gönnen und bewusst „Feierabend" zu machen. Das Unterrichten und alles, was damit einhergeht, ist eine große Leidenschaft für mich, sodass ich manchmal gar nicht aufhören will zu „arbeiten". Immer wieder die Balance zu finden zwischen der eigenen Praxis, der Zeit für mich selbst und der Zeit, um für SchülerInnen da zu sein, kann herausfordern.

Wobei hättest du dir gerade am Anfang mehr Unterstützung gewünscht?

Da es mir am Anfang sehr schwergefallen ist, all die gesammelten Yogaerfahrungen rauszulassen, die in mir wohnten, hätte ich mir zu Beginn meines Weges mehr Ermutigung gewünscht.

Welcher Schlüssel ist deiner Meinung nach der wichtigste für einen guten und erfolgreichen Yogaunterricht?

Neben einer unermüdlichen Begeisterung und Leidenschaft für das weite Feld des Yoga empfinde ich alle sieben Schlüssel, die wir im Buch vorstellen, als wesentlich für einen guten Yogaunterricht. Letztendlich ist das Wichtigste, dass sich der Yogalehrer in seinem ganzen Auftreten authentisch zeigt, keine Yogalehrer-Maske aufsetzt und für Yoga brennt.

marenbrand.de

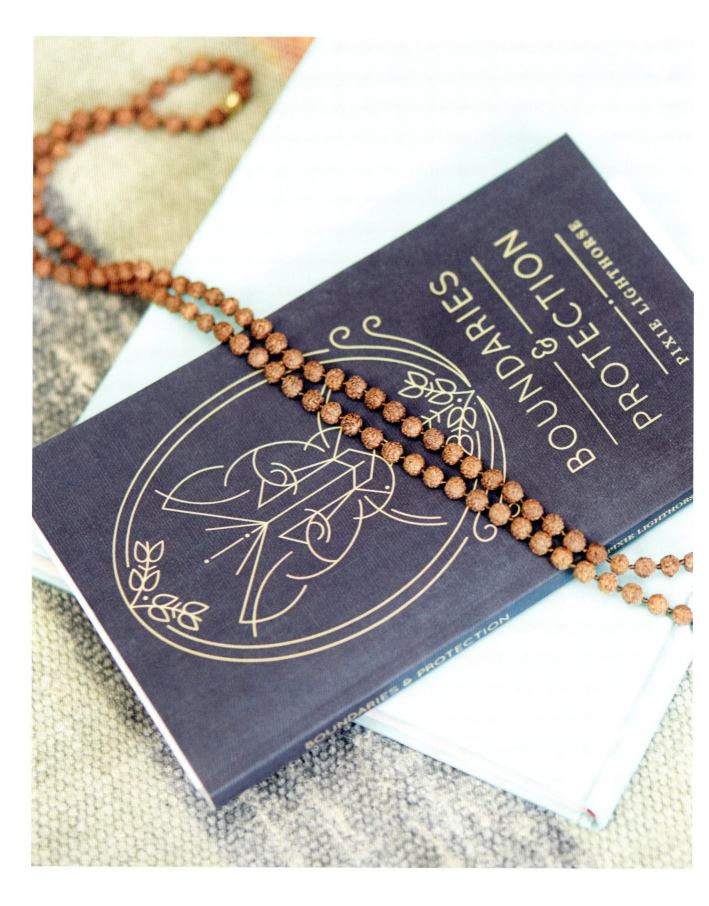

Wie du dieses Buch am besten nutzt

Um für dich den größten Nutzen aus dem Buch zu ziehen und deinen Yogaunterricht mithilfe der sieben Schlüssel zu verfeinern, empfehlen wir, dass du die Übungen machst, die wir systematisch für dich herausgearbeitet haben und die du innerhalb oder am Ende eines jeden Kapitels findest. Du kannst die einzelnen Kapitel erst einmal lesen, bevor du die Übungen dann zu einem späteren Zeitpunkt machst. Manche Übungen brauchen nicht viel Zeit, während du für andere etwas mehr Zeit einplanen solltest. Manche Übungen oder Methoden, die wir im Buch vorschlagen, kannst du anschließend auch in deinen Alltag integrieren und regelmäßig immer wiederholen, um mehr Klarheit zu gewinnen und dich als YogalehrerIn weiterzuentwickeln und zu wachsen. Dabei wünschen wir dir viel Muße und Freude.

Notizbücher sind Gold wert für deinen Yogaunterricht. Wir blättern selbst immer wieder in unseren Notizbüchern der Yogalehrerausbildungen, die wir absolviert haben, und schreiben unsere Ideen, Gedanken, Sequenzen und auch Zitate in Notizbüchern auf. Wir empfehlen dir genau das: Halte all das fest, was dir auf deinem Weg wichtig und richtig erscheint und du vielleicht zu einem späteren Zeitpunkt mit den SchülerInnen teilen möchtest. Beginne gerne parallel zum Lesen dieses Buches ein neues Notizbuch, welches sich speziell an dich als YogalehrerIn richtet. Wenn sich das für dich gut anfühlt, laden wir dich ein, direkt in dieses Buch zu schreiben und die Arbeitsblätter mit Leben zu füllen, getreu nach Voltaire: *„Die nützlichsten Bücher sind die, die den Leser anregen, sie zu ergänzen."*

Dieses Buch ist angefüllt mit guten Gedanken, Inspirationen, Anregungen und lässt bewusst auch Freiraum. Es will dazu ermutigen, dein eigenes Leben und deine Yogapraxis sowie das Leben und die Yogaerfahrung von SchülerInnen reicher zu machen, durch das, was du unterrichtest, weitergibst, denkst, sagst und tust.

Ein guter Lehrer kann niemals an einem Programm
festhalten. Jeder Moment erfordert einen feinfühligen
Geist, der sich konstant verändert und anpasst.
Ein Lehrer sollte seinen Schülern niemals das aufzwingen,
was seine eigenen Lieblingsmuster sind.
Ein guter Lehrer schützt seine Schüler vor seinem Einfluss.
Ein Lehrer ist niemals jemand, der die Wahrheit gibt; er ist
ein Begleiter und zeigt den Schülern den Weg zur Wahrheit
auf, die jeder für sich selbst finden muss.
Ich lehre dich nichts. Ich helfe dir einfach nur,
dich selbst zu erkunden.

Bruce Lee

Der Sitz des Lehrers

Yoga zu unterrichten ist ein Geschenk, eine ehrenvolle und verantwortungsvolle Aufgabe. Es ist eine Profession, mit der du Menschen unterstützt, sich in ihrer Haut wohlzufühlen, Frieden und Fülle in ihrem Leben zu erfahren, sich vom Leben inspirieren zu lassen und Gesundheit und Freude zu erleben. Da du als YogalehrerIn so viel Gutes in die Welt bringen kannst, empfinden wir es als ein besonderes Privileg, Yoga zu unterrichten. In Sanskrit gibt es den Begriff Seva, der oftmals mit „Dienst" übersetzt wird. Wenn du Yoga unterrichtest, dienst du damit den SchülerInnen. In Indien gilt Seva als eine spirituelle Praxis. Es bedeutet, jemandem etwas Gutes zu tun, für jemanden da zu sein, und es heißt, dass du durch das Dienen dein Herz reinigst und befreist. Negative Eigenschaften wie Egoismus, Hass und Eifersucht können sich dadurch in positive Eigenschaften wie Demut, Liebe, Mitgefühl und Toleranz transformieren.

Wenn du den Sitz als YogalehrerIn einnimmst, geht es damit immer nur zu einem kleinen Teil um dich selbst. In erster Linie geht es um die SchülerInnen. Wenn du dir dies klarmachst, kann das sehr entlastend sein. Gleichzeitig bist du im Sitz des Lehrers aufgefordert, präsent zu sein und dich in Zurückhaltung zu üben.

Sei bereit, mit authentischer Stimme zu dienen

Als YogalehrerIn führst du die SchülerInnen auf eine Reise zu sich selbst. Dabei bist du mit einem Reiseführer vergleichbar, der seine Gruppe auf ihrem Weg begleitet. Du navigierst die YogaschülerInnen durch neues Terrain und zeigst ihnen die Schönheit auf diesem Weg. Dafür musst du die Landschaft jedoch nicht neu erfinden. Dies ist ein wichtiger Punkt, der dich sehr entlasten kann: Du musst das Rad des Yoga nicht neu erfinden, sondern zeigst den SchülerInnen all das, was du selbst auf deiner Reise gelernt und erfahren hast.

Mache dich langsam damit vertraut, den Sitz und damit auch die Haltung des Lehrers einzunehmen. Nimm den Sitz des Yogalehrers mit Würde und Selbstvertrauen ein. Jeder Schüler, der in deine Yogastunden kommt, ist ein Geschenk. Wenn du den Sitz des Lehrers einnimmst, dann mach es so, dass du den SchülerInnen damit dienen kannst. Sei ehrlich und authentisch bezüglich deines Auftretens und deines Wissens. Ehre deine eigenen LehrerInnen, die Ressourcen und Quellen, die du verwendest.

„Wenn unser Seelenzweck intakt ist, werden wir zu einem magnetischen, glänzenden Anziehungspunkt."

Sianna Sherman

Mache dir bewusst, dass du in deiner Funktion als YogalehrerIn immer auch Vorbild bist, ob dir dies gefällt oder nicht. Dazu gehört auch, dass du für manche SchülerInnen als Projektionsfläche dienst. Mache dir gleichzeitig bewusst, dass du nie jedem Schüler gefallen wirst und nicht jeden Schüler gleichermaßen bedienen kannst. Als YogalehrerIn brauchst du eine gute Balance: Einerseits willst du bescheiden und in deinem Sitz des Lehrers offen sein, andererseits wirst du auch die Führung übernehmen und klare, professionelle Anweisungen geben. Nimm deine Rolle als YogalehrerIn an.

Als YogalehrerIn ist es wichtig, sich mit der Beziehung zu den SchülerInnen zu beschäftigen und anzuerkennen, dass alle dasselbe höchste Bewusstsein in sich tragen. Als YogalehrerIn unterrichten wir also nicht von „oben herab", sondern respektieren die Essenz des Höchsten in jedem Einzelnen. Vertraue der Kraft des Yoga und der Kraft deiner eigenen Seele.

Ein guter Yogalehrer erschafft eine Synergie aus zwischenmenschlichen Qualitäten, Erfahrung und technischem Wissen, um eine positive Transformation von Körper, Geist und Seele bei den SchülerInnen zu unterstützen. Folgende drei Eigenschaften sind dabei inspirierende Wegweiser für uns als LehrerInnen:

1 // **SOFT HEART** × Du bist mitfühlend, sensitiv und freundlich.
2 // **SHARP MIND** × Du hast einen klaren, wachen und kreativen Intellekt.
3 // **VIBRANT BODY** × Dein Körper und deine Körpersprache sind lebendig und enthusiastisch.

„Bleib, wo du bist, ohne dich zu sorgen.
Für das Ziel ist gesorgt!
Und wer außer dem Selbst könnte das lehren?
Und wem?"

Das sind die Worte eines shivaistischen Weisen aus dem 9. Jahrhundert. Sie weisen auf eine radikal hoffnungsvolle Vision menschlicher Möglichkeiten hin. Ja, sagt er, unser Leben ist hart und unsicher. Aber egal, wie die Dinge aussehen, du bist göttlich. Du bist Gott, der menschliche Erfahrungen macht. Selbst wenn die Dinge schrecklich schieflaufen, bist du und alle anderen im Zug der Freiheit. Du bist dazu bestimmt, die Wahrheit dessen, wer du bist, zu erkennen und diese Göttlichkeit in den anderen in deiner Welt zu erkennen. Je eher du das akzeptierst und versuchst, es zu verwirklichen, desto eher wirst du die wundersame Schönheit deiner Verkörperung erkennen!"

Sally Kempton

Iccha – Jnana – Kriya

Hier möchten wir euch drei Hauptenergien *(Shaktis)* vorstellen, durch die sich unser mensch-liches Leben ausdrückt. Diese drei *Shaktis* werden auch die „drei Pfeiler" des Yoga genannt und sind die Urkräfte des Willens, des Wissens und des Handelns. Zusammen bilden sie den kreativen Prozess, der darin besteht, das innerste Verlangen des Herzens in Manifestation zu bringen. *Iccha Shakti* ehrt den kreativen Impuls, der von innen nach außen drängt; es ist der Impuls, die eigene Existenz auszudrücken und zu feiern. *Jnana Shakti* ist eine tiefe innere Ausrichtung auf Gewahrsein und Einsicht, um diesen Impuls mit Geschicklichkeit und Übereinstimmung mit dem Herzen zu manifestieren. Kriya Shakti lässt den Impuls schließlich durch den Körper fließen und zum Nutzen aller Wesen zum Ausdruck kommen.

ICCHA bedeutet „Verlangen, Wille, göttlicher Wille, freier Wille". *Iccha* ist der schöpferische Impuls, der aus unserem tiefsten Inneren aufsteigt. Iccha stammt von der Sanskritwurzel *icch*, was übersetzt „Wunsch" bedeutet. *Iccha Shakti* ist die Kraft des Wunsches/Verlangens und die Kraft des innersten Willens.

JNANA bedeutet „Wissen, Weisheit, Verständnis" und stammt von der Wurzel *jna*, was über-setzt „wissen" bedeutet. *Jnana Shakti* ist die Kraft oder Stärke der Einsicht oder des Wissens.

KRIYA bedeutet „Aktion" oder „Fähigkeit". *Kriya Shakti* ist also entsprechend die Kraft der Aktion und die Kraft des Absoluten Höchsten, um alle Formenvielfalt anzunehmen.

ARBEITSBLATT MIT FRAGEN ZUR REFLEXION

Warum hast du mit Yoga angefangen?

Was hat dich zum Yoga gebracht?

Bist du bereit, deine Schattenseiten anzuschauen und dahinter zu blicken?
Was siehst du da?

Erinnerst du dich an einen besonderen Moment in deiner Yogapraxis?
Was hat dich dieser Moment gelehrt?

Was ist für dich eine essenzielle Lehre, die du erhältst, wenn du Yoga praktizierst?

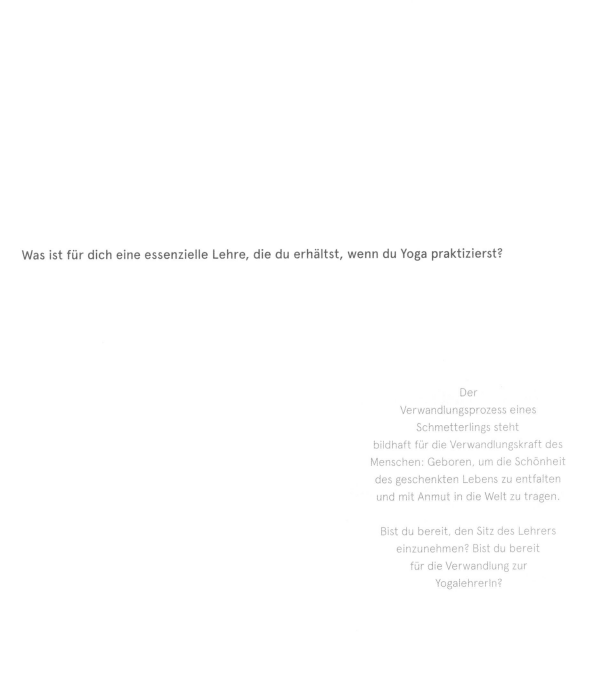

Der
Verwandlungsprozess eines
Schmetterlings steht
bildhaft für die Verwandlungskraft des
Menschen: Geboren, um die Schönheit
des geschenkten Lebens zu entfalten
und mit Anmut in die Welt zu tragen.

Bist du bereit, den Sitz des Lehrers
einzunehmen? Bist du bereit
für die Verwandlung zur
YogalehrerIn?

„Werde, der du bist ...“
Pindar

Wie können wir diesen Raum kreieren?

// Komme mit ausreichend Zeit zum Unterricht.

// Ehre den Yogaraum als „heiligen Ort" oder „Tempel".

// Erde dich und expandiere, das heißt, erde dich in
   deiner eigenen Energie und erweitere deinen Herzraum.

// Lasse Verurteilung los sowie die Vorstellung, du wüsstest, was passieren wird.

// Spüre in den Raum. Wo fühlst du Wiederstand, wo fließt die Energie?

// Lenke deine Energie dorthin, wo Energie stagniert oder niedrig ist.

// Lasse deine eigene Geschichte außen vor und sei ein
   klares Gefäß mit einer reinen Intention.

// Sei vollkommen präsent und halte einen wachen Geist,
   um genau mitzubekommen, was im Raum passiert.

// Eröffne den Raum mit deinem Sankalpa oder einer
   Anrufung und schließe ihn mit einem Segen.

// Biete eine Idee, eine Inspiration an, wie die Praxis
   mit in den Alltag genommen werden kann.

Die Kunst, Raum zu halten

„Holding space" oder den „Raum zu halten" ist ein üblicher Ausdruck, um die Art zu beschreiben, wie wir mit unserem Bewusstsein anwesend sind, um einer anderen Person eine Erfahrung zu ermöglichen. Als YogalehrerInnen halten und kreieren wir einen Raum, in dem YogaschülerInnen Erfahrungen machen können, ohne dass wir ein wahrgenommenes Problem lösen wollen. Das „Raumhalten" ist die Adaption der Rolle Shivas, der in liebevoller Präsenz mit seinem Bewusstsein anwesend ist, frei von Verurteilung und Bewertung.

Warum ist das „Raumhalten" so wichtig für den Yogaunterricht? Ein erfahrener Yogalehrer weiß, wie er den Raum hält für die SchülerInnen und damit einen sicheren Ort schaffen kann. Im Rahmen dieser Sicherheit und des Gehaltenwerdens ist es leichter, sich zu öffnen und sich auf die Reise und die Erfahrungen einzulassen. Der gehaltene Raum schafft eine Art Zuflucht. In dieser Zuflucht ist die Energie oder Seele des Yoga präsent und erleichtert den Praktizierenden, sich von Stagnation und eingeschränkter Wahrnehmung des Selbst zu befreien; es ermutigt gleichzeitig zu authentischer Selbstentfaltung und Handeln aus dem eigenen Herzen.

Durch deine Präsenz in deinem Körpertempel, deine eigene Stabilität sowie die Offenheit den SchülerInnen gegenüber, kreierst du diesen heiligen Raum. In deiner Rolle als YogalehrerIn bist du wie Shiva, der in liebevollem Bewusstsein einen bewertungsfreien und akzeptierenden Raum schafft, in dem sich Shakti, als kreative und expressive Kraft, entfalten und erfahren darf.

ARBEITSBLATT ZUR KONTEMPLATION

Erinnere dich an eine Situation, in der jemand für dich den Raum gehalten hat, während du in einer schwierigen oder emotional herausfordernden Situation warst. Wie hat das deinen Prozess beeinflusst?

Welche Qualitäten hat diese Person verkörpert, während sie den Raum gehalten hat?

Wie hältst du Raum für die YogaschülerInnen?

Wie hältst du Raum in Beziehungen?

Wie möchtest du zukünftig Raum halten?

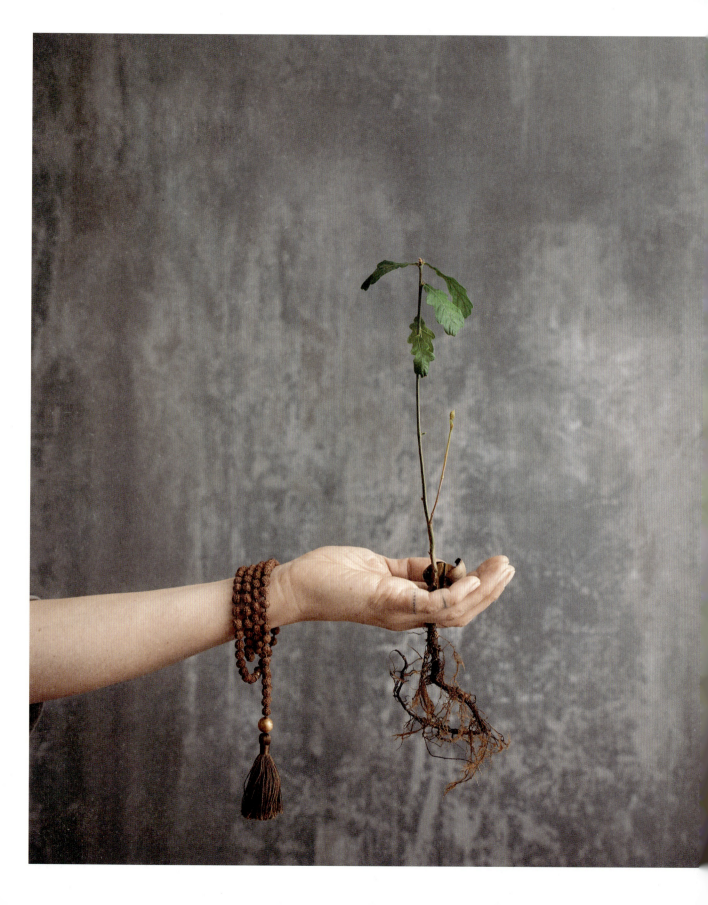

1

DER ERSTE SCHLÜSSEL

SANKALPA

DEINE INTENTION
ALS YOGALEHRERIN

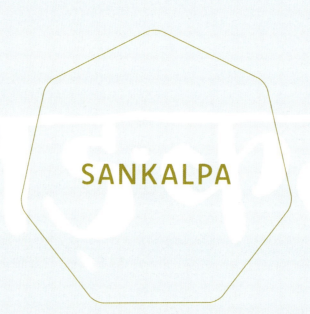

SANKALPA

Aus der Intention entspringt
dein authentischer Ausdruck

———

Der erste wichtige Schlüssel für einen guten Yogaunterricht ist die Klarheit des Yoga-lehrers in Bezug auf die eigene Intention, die eigenen einzigartigen Gaben und die persönliche Botschaft. Hieraus entspringt ein authentischer Ausdruck. Deswegen möchten wir uns im ersten Kapitel mit dem *Sankalpa* beschäftigen.

Ein *Sankalpa* ist das Versprechen, gemäß deiner höchsten Wahrheit zu leben. Dein *Sankalpa* reflektiert deine Herzensintention und deine wahre Natur. Dein *Sankalpa* ist eine Richtlinie, die aus dir selbst entstanden ist und die du für dich selbst verfasst, um ein sinnvolles und bedeut-sames Leben zu führen. Sich mit dem eigenen *Sankalpa* auseinanderzusetzen ist eine Praxis, in der du deinen Geist, dein Herz und deinen Körper in Einklang bringst, um ganz entschlossen dem zu folgen, was deiner Essenz entspricht.

Das Sanskritwort *Sankalpa* bedeutet „Wunsch", „Wille" oder „Inten-tion". Bei deinem *Sankalpa* geht es nicht um Selbstoptimierung. Im Yoga gehen wir davon aus, dass wir gut genug sind, so wie wir sind. Du willst mit dem *Sankalpa* deine Herzensqualitäten als YogalehrerIn stärken, ausweiten und weiterentwickeln. Ob du dir darüber bewusst bist oder nicht, du hast immer einen *Sankalpa*. Dieser möglicherweise unbewusste *Sankalpa* kann negativ sein und dich somit in deiner Ent-wicklung behindern. Es ist deshalb sinnvoll, sich diesen *Sankalpa* ins Bewusstsein zu holen und klar zu formulieren, sodass er für dich anstatt gegen dich arbeitet. Dein bewusster *Sankalpa* ist dann wie ein Gegen-gift für deine negativen Glaubensmuster, Zweifel und Gedankenschlei-fen, die dich in deinem Potenzial einschränken. Er kann auch wie ein heilsames Bild wirken.

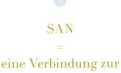

SAN

=

eine Verbindung zur
höchsten Wahrheit

KALPA

=

ein Versprechen

In Bezug auf dich als YogalehrerIn bedeutet dies, dir immer wieder die Frage zu stellen, warum du eigentlich Yoga unterrichtest. Mit dem klar für dich selbst formulierten *Sankalpa* hältst du deine Intention fest, warum du Yoga lehrst. In Zeiten des Zweifels oder bei vielen Herausforde-rungen kannst du darauf zurückgreifen. Traditionell heißt es, dass ein *Sankalpa* so lange nicht verändert werden soll, bis er sich im Leben tatsächlich realisiert hat. Eine langfristige Intention zu setzen ist so, als würdest du deinem Herzen einen Kompass geben. Er gibt eine klare Rich-tung vor, egal wie rau die See ist oder wie viele Hindernisse sich dir in den Weg stellen.

Notiere deinen *Sankalpa* auf der folgenden Seite für dich selbst. So kannst du dich im Laufe des stürmischen Alltags und deiner Yogakarriere immer wieder daran erinnern, warum du Yogalehrerln geworden bist. Du kannst den *Sankalpa* auch wie ein Mantra wiederholen, bis er alle Körperzellen erreicht hat und sich in deinem Unterbewusstsein manifestiert. Dein *Sankalpa* sollte klar, positiv und in der Gegenwartsform formuliert sein. Wichtig ist, dass in deinem *Sankalpa* keinerlei Zweifel vorkommt.

"

Ignite magic.
Magie entfachen. Sianna Sherman

Elevating humanity to spark, share and sustain well being.
Menschen inspirieren, dass sie strahlen, sich mitteilen und sich rundum wohlfühlen. Elena Brower

Living wih strength and grace.
Mit Kraft und Anmut leben. Barbra Noh

Ich stehe für einen klaren, aufgeklärten Yogaweg, der es den Menschen ermöglicht, selbstbestimmt in ihr Licht zu treten. Patricia Thielemann

"

Mache dir bewusst, dass dich dein *Sankalpa* nicht von heute auf morgen verändern wird, sondern auf einer viel tieferen Ebene in Erscheinung tritt und wirkt. Du pflanzt damit einen Samen, sodass du nach und nach deine höchste Wahrheit leben kannst.

Wenn ein wirklicher *Sankalpa* da ist, fließen die göttlichen Energien der Kreativität, des Wissens und des absichtsvollen Tuns auf eine ganz natürliche Art und Weise zusammen, um sich mit deiner Herzensintention auszurichten und sie in die Welt zu bringen. Dein *Sankalpa* ist ein innerliches Versprechen, dass du dir selbst gibst, um dein *Dharma* in diesem Leben zu unterstützen. Er ist der kreative Ausdruck deiner Seelenreise, um dem größeren Ganzen zu dienen.

„Glaube daran,
dass du ein Licht für jemanden bist.
Glaube daran,
dass deine Medizin hilfreich ist.
Glaube daran,
dass deine Arbeit Balsam für die Seele
von jemandem ist.
Glaube daran,
dass dein Herz niemals aufhören wird
zu wachsen.
Und wenn es herausfordernd wird,
dann erinnere dich bitte an diese einfache
Wahrheit, die du durch die Lehren erhältst,
sie sind ganz entscheidend für deine Freude.
Lasse jeden Moment des bewussten Seins sich
vollkommen in dir etablieren.
Und höre niemals auf zu glauben."

Elena Brower

ARBEITSBLATT FÜR DEINEN EIGENEN SANKALPA*

Was ist dein *Sankalpa* für deinen Yogaunterricht?

Zeichne deinen *Sankalpa*. Tanze deinen *Sankalpa*.
Wie fühlt sich das an? Wie sieht es aus?

*Mache dir nichts draus, wenn du am Anfang vielleicht das Gefühl hast, dass dein *Sankalpa* nicht perfekt ist. Du wirst ihn so oder so immer wieder im Laufe der Zeit anpassen und weiterentwickeln.

„Mehr als alles andere wünsche ich mir zu wachsen. Die Essenz dieser Bemühung liegt in der Fähigkeit, die ganze Aufmerksamkeit auf das Herz zu lenken, ohne dabei angespannt zu sein. Egal welche Wörter du benutzt, sie sind nicht etwas, was du denkst, sondern entspringen aus deinem Herzen.“
Marie Curie

EXKURS

—

SANKALPA MUDRA

—

Diese Mudra ist wie ein Siegel für deine Intention. Nimm einen bequemen Sitz mit gekreuzten Beinen ein. Drehe deine linke Handfläche nach oben, führe sie über die Vorderseite des Körpers zu deinem Herzraum und lege sie dann auf dem rechten Oberschenkel ab, mit der Handfläche offen zum Himmel. Lege nun die rechte Hand mit der Handfläche in die linke und drücke sie vorsichtig in die Verbindung. Spüre, wie sich die beiden Hände berühren. Nimm auch den Raum zwischen den Händen wahr. Stelle dir vor, wie du deine Herzensintention zwischen deinen Händen behütest, sodass sie in dir wachsen kann. Fühle die erdende Qualität der Mudra.

Dein *Sankalpa* ist die Wurzel deiner Praxis. *Sankalpa* Mudra hilft dir dabei, den Energiefluss des Herzens mit einer klaren Intention zu verbinden. Wenn Aufmerksamkeit und Absicht zusammenkommen, entsteht ein magnetisches Resonanzfeld, um die Manifestation des *Sankalpa*s zu unterstützen. Setze deine Intention und erlaube deiner höchsten Ausrichtung, sich in diesem Moment zu entfalten und zu manifestieren.

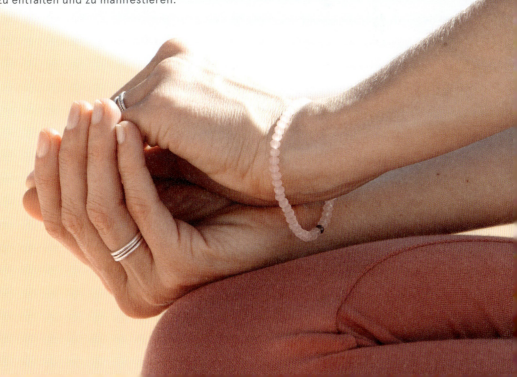

„Wenn du ganz still wirst
und aufmerksam lauschst,
kannst du ihn hören:
einen Ruf, der aus deinem Innersten
kommt und der dich drängt,
einen Fuß vor den anderen zu setzen,
einen Weg zu entdecken,
einen Sinn zu erschaffen
und dir selbst auf einzigartige
Weise Ausdruck zu geben.

Du schließt deine Augen,
und eine Idee nimmt Gestalt an,
dein Geist malt Bilder in Farben,
die dir bislang unbekannt waren.
Du öffnest deine Augen –
und eine neue Welt liegt vor dir."

Dirk Grosser (aus: Moment by Moment,
Ausgabe 03, September 2017)

Dein Dharma

Die Yogapraxis bringt mehr Gesundheit, Klarheit und Tiefe in das Leben. Sie hilft vielen Menschen dabei, ihre Rolle in der Gesellschaft einzunehmen. Für viele Menschen ist Yoga eine Unterstützung, um ihren *Dharma* zu erfüllen, ihren Lebensweg. *Dharma* meint nicht nur die Absicht, etwas Bestimmtes im Leben zu erreichen, sondern einen tiefen inneren Wunsch, etwas Bestimmtes im Leben zu tun. Aus diesem Tun entspringt eine tiefe Zufriedenheit und Erfüllung. Der *Dharma* ist unser Raison d'être, unser Daseinszweck, unsere Bestimmung oder Berufung, Man kann auch sagen: unsere eigene Wahrheit bzw. das Gefühl, etwas Bestimmtes in diesem Leben ausüben zu wollen.

Das Mysterium des Lebens selbst führt uns an den Ort, wo wir unser *Dharma* erfüllen können.

Für viele Menschen ist es nicht leicht herauszufinden, was ihr wirklicher *Dharma* ist. Aber vielleicht geht es genau darum, nach und nach mehr Klarheit darüber zu gewinnen, was die eigene Bestimmung im Leben ist. Wenn wir unseren *Dharma* gefunden haben, empfinden wir mehr Sinn in unserem Dasein. Im unerschütterlichen Wissen darum, was unsere Berufung ist, folgen wir einer klaren Richtung. Wir tun das, was für uns bestimmt ist. Yoga kann uns dabei helfen, die bestmögliche Version unserer selbst zu sein.

**Du bist nicht aus Zufall hier.
Du bist aus einem bestimmten Grund hier.
Da ist eine Bestimmung hinter dir.
Das große Ganze möchte sich durch dich ausdrücken.** Osho

Dharma: in stimmiger Beziehung mit dir selbst und dem Leben sein

Für eine tiefe Auseinandersetzung mit den yogischen Praktiken sind Yogis früher in Indien traditionell in einen Ashram, in die Berge oder Wälder gezogen und haben ihrem gesellschaftlichen Leben den Rücken zugekehrt. Ihr *Dharma* war es, sich voll und ganz der spirituellen Suche zu widmen, abseits des „normalen Lebens". Indem sie allen weltlichen Ablenkungen aus dem Weg gingen, konnten sie ihre ganze Aufmerksamkeit dem höheren Bewusstsein schenken. Dieser yogische *Dharma* hat die Yogatradition für Tausende von Jahren am Leben erhalten. Durch das weltabgewandte Dasein, die intensive Praxis dieser Yogis und ihre tiefen Erkenntnisse ist uns Yoga überliefert worden. Wer weiß, ob die Yogapraxis heute überhaupt existieren würde, wenn die Yogis damals nicht ihrem *Dharma* gefolgt wären.

Dharma ist sowohl im Hinduismus und Buddhismus als auch im Jainismus und Sikhismus ein wichtiger Begriff und umfasst viele verschiedene Aspekte: Recht, Gerechtigkeit, Wahrheit, Natur, Qualität, Eigenheit, Ordnung, Gesetz, Brauch, Sitte, Vorschrift, Regel, Tugend, Pflicht oder Charakteristikum. Im größeren Kontext gesehen ist *Dharma* wie ein unsichtbares Netz an Intelligenz, welches das Universum als Ganzes erhält. Er ist eine klar definierte Ordnung hinter dem Leben.

Der Wunsch, ein sinnvolles und bedeutsames Leben zu führen und auf diese Weise etwas zur Welt beizutragen, ist *Dharma*. Es bringt nichts, im Außen danach zu suchen. Wir finden unsere Bestimmung nur dann, wenn wir uns bereit machen, ganz tief nach innen zu schauen: Welche Arbeit ist es, für die sich deine Seele in diesem Leben entschieden hat? Was möchte die Welt von dir mit diesem Leben? Was sind die Geschenke und Talente, die dir mitgegeben wurden? Wie setzt du diese ein? Sieh das größere Bild: Wozu lädt das Leben dich ein?
Um wahre Erfüllung zu finden, ist es unausweichlich, den Grund unserer Seele für ihr Dasein zu kennen. Den alten yogischen Lehren entsprechend kommt jeder Mensch als Samen mit einem ganz bestimmten Zweck auf diese Erde. Wir bringen ein inhärentes Potenzial mit in dieses Leben, unseren *Dharma*, den wir uns nicht aussuchen können, sondern der uns schon in diese Existenz mitgegeben wurde. Dieser *Dharma* ist eine gewaltige Kraft ins uns, die uns antreibt, zu wachsen und zu dem Menschen zu werden, der wir sind. Unser *Dharma* unterstützt uns als Individuen darin, unsere Rolle als essenzieller Teil der Gesellschaft und des großen Ganzen einzunehmen. Jede und jeder von uns hat eine eigene Funktion in dieser Welt. Wir sind dazu da, etwas „Großes" zu schaffen. Das Leben fordert von uns, wirklich da zu sein und unserem *Dharma* zu folgen, ihn zu leben und Ja dazu zu sagen. Es ist einerseits eine Pflicht, bedeutet gleichzeitig aber auch absolute Freiheit. Wenn du deine Bestimmung voll und ganz anerkennst und annimmst, spürst du, dass du vom Leben unterstützt und getragen wirst. Der innere und der äußere *Dharma* müssen miteinander im Einklang sein, denn *Dharma* ist das, was für dich selbst und für die Welt richtig ist.

> „Es ist unsere Aufgabe herauszufinden, wofür wir hier sind, und dann zu lernen, unser Dharma zu lieben."
>
> Rod Stryker

Mit *Dharma* ist dabei viel mehr gemeint als nur ein Beruf, auch wenn der Begriff oftmals ausschließlich damit in Verbindung gebracht wird. Unsere Seele kann in unterschiedlichen Szenarien im Einklang mit dem großen Ganzen ihren authentischen Ausdruck finden. Unser *Dharma* verändert sich im Laufe unseres Lebens nicht. Was sich verändert, ist die Art des Ausdrucks durch die verschiedenen Aufgaben, die uns das Leben schenkt.

Für viele Menschen ist es ein Traum, als Yogalehrer das weiterzugeben, was ihnen selbst einen Sinn im Leben gibt und ihnen am Herzen liegt. Die Tatsache, dass es mittlerweile immer mehr YogalehrerInnen gibt, kann jedoch verunsichern und Ängste schüren. Wir wollen dir mit diesem Buch Mut machen, deinem *Dharma* als YogalehrerIn zu folgen. Wir sind der Meinung, dass es in unserer Welt mehr gut ausgebildete YogalehrerInnen braucht, die mit Verstand und aus ihrem Herzen heraus unterrichten. Wir wollen dich ermutigen, deinen eigenen Weg zu gehen. Nur wenn es wirklich deins ist, was du unterrichtest, ist es echt und kann die SchülerInnen berühren. Es ist wie beim Spielen eines Instruments: Die Technik kann beeindrucken, doch erst wenn die Seele oder das Herz im Klang hörbar sind, wird die Musik zu Kunst. Jede einzelne Yogaklasse ist ein Kunstwerk! Wir brauchen keine Konkurrenz zu fürchten, denn wenn wir genau das tun, wozu wir auf dieser Welt sind, unterstützt uns das Leben in unserem Vorhaben. Da wir unsere ganz eigene Handschrift mitbringen, sind wir nicht kopierbar.

„Es ist besser
dem eigenen Dharma zu folgen,
selbst wenn man ihn
nicht perfekt ausführt, als dem
Dharma einer anderen Person zu
folgen und diesen
perfekt auszuführen.“

Bhagavad Gita

EXKURS

—

WONACH DER MENSCH IM LEBEN STREBT

—

Die yogischen Schriften sprechen von den vier Purusharthas, den vier Be-
dürfnissen des Mensch-Seins. Purushartha setzt sich aus zwei Sanskritwör-
tern zusammen: Purusha=Mensch und Artha=Ziel, Wohlstand.

1. KAMA – Vergnügen/Befriedigung der Sinne
Es geht um das Streben nach weltlichem Vergnügen, Spaß und sinnlichem
Genuss.

2. ARTHA – Sicherheit/Wohlstand
Dies ist der Wunsch nach Absicherung, finanziellem und beruflichem Erfolg
und Sicherheit im Leben.

3. DHARMA – Entfaltung/Bestimmung
Dies besagt, dass der Mensch seine Talente und Fähigkeiten entfalten und
leben will. Es bedeutet auch, sich für Gerechtigkeit und das Gute in der Welt
einzusetzen.

4. MOKSHA – Freiheit/Befreiung
Und hier geht es um den Wunsch nach spiritueller Entwicklung, nach Selbstverwirklichung, Befreiung, tiefem Frieden und wahrer Liebe.

„Die höchste Berufung eines Menschen besteht darin,
nach Selbstverwirklichung zu streben.
Alle anderen Verpflichtungen sind zweitrangig."

Anandamayi Ma

Deine persönliche Botschaft finden

Als YogalehrerIn lehrst du vor allem durch das, was du verkörperst. Und das kann nur glaubwürdig und stimmig sein, wenn es auch authentisch ist. Genauso, wie es Zeit braucht, um die eigene *Asana*-Praxis zu entwickeln, erfordert es auch Zeit, sich mit der yogischen Philosophie und allen weiterführenden Fragen rund um Yoga in einer Weise zu beschäftigen, dass wir in der Lage sind, diese Inhalte auch anderen zu vermitteln.

**Du selbst zu sein,
in einer Welt, die andauernd versucht,
dich zu jemand anderem zu machen,
ist eine große Leistung.**

Ralph Waldo Emerson

Yoga zu unterrichten ist, genau wie das Üben von Yoga und Meditation, auch eine Praxis. Auf dem Weg zum Yogalehrer ist es wichtig, Geduld zu haben.
Yoga zu unterrichten macht viel Spaß, es bedarf jedoch auch der Disziplin, Selbstreflexion und Arbeit, um als YogalehrerIn wirklich gut zu sein.
Yoga zu unterrichten ist ein Prozess: Man kann es nicht von einem auf den anderen Tag lernen. Mit dem Abschluss der Grundausbildung beginnt der wohl entscheidendste Teil der Reise als YogalehrerIn. Jetzt heißt es herauszufinden, wer du wirklich bist und was deine Botschaft ist. Die vielleicht wichtigste Frage, die du dir auf deinem Weg stellen kann, ist: „Wer bin ich?" Wenn du weißt, wer du bist, was dir wirklich wichtig ist und was für dich die Essenz des Yoga ist, hast du mehr Klarheit darüber, was du deinen YogaschülerInnen vermitteln möchtest.

Yoga besteht nur zu einem (kleinen) Teil aus *Asanas*. Vor allem geht es bei der Yogapraxis um *Bhava*, um das Gefühl, in das wir während der Praxis eintauchen. Wie sich ein Yogaschüler während des Unterrichts fühlt, hat viel mit dem Thema der Klasse zu tun und mit der Leidenschaft, die beim Yogalehrer zu spüren ist. Damit kann der Yogalehrer das Herz seiner Schüler erreichen und ihnen tatsächlich etwas für ihr Leben abseits der Yogamatte mitgeben.

Asanas zu unterrichten erfordert ein hohes Maß an Erfahrung und Praxis (darauf werden wir im Kapitel über *Krama* genauer eingehen). Ein bestimmtes Thema in den Yogaunterricht einfließen zu lassen bedarf ebenfalls einer Menge Übung, da es hierbei vor allem um die eigene Botschaft geht, um dein ganz authentisches Sein, deine lebendige Wahrheit. Hier liegt auch das Gold: Mit deinen persönlichen Themen und deiner Botschaft kannst du das Leben deiner YogaschülerInnen transformieren. Es gibt mittlerweile viele YogalehrerInnen da draußen, und alle können eine Yogaklasse unterrichten. Aber niemand kann eine Yogaklasse genau so unterrichten, wie du es tust. Mit deiner Persönlichkeit, deiner ganz eigenen Handschrift und deinem einzigartigen Wesen machst du für deine YogaschülerInnen den Unterschied. Sie kommen dann auch deinetwegen zum Yogaunterricht, und jetzt musst du für sie da sein. Darum ist es so wichtig, deinen *Sankalpa* zu formulieren und die Antworten auf die Fragen zu kennen, warum du Yoga unterrichten möchtest und was eigentlich deine Botschaft ist. Dies ist der Dreh- und Angelpunkt, um deine Einzigartigkeit als YogalehrerIn herauszufinden und zu entwickeln. Des Weiteren hilft dir das Wissen um deine Botschaft, Klarheit darüber zu haben, welchen YogaschülerInnen du am besten dienen kannst.

Deine Intention als LehrerIn ist für deine SchülerInnen deutlich spürbar. Deswegen betonen wir hier, wie wichtig es ist, sich mit deiner Botschaft zu beschäftigen, die du als LehrerIn hast. Deine Botschaft entspringt direkt aus deinem Herzen und ist etwas, was deine SchülerInnen wahrnehmen können. Durch deine einzigartige Herzensbotschaft bist du authentisch und echt und kannst deine SchülerInnen berühren. Und dadurch gewinnt dein Unterricht wiederum an Bedeutung und aus dem Kontakt zu deinen SchülerInnen entsteht eine wahre Verbindung. Je tiefer du in deiner Intention Verankerung findest, desto mehr wird dies auch in deinen Worten und deiner Körpersprache sichtbar und fühlbar sein.

Reflektiere für dich selbst: Was hat dich deine Yogapraxis gelehrt? Was sind die wichtigsten Themen und Einsichten, die du aus deiner Praxis gewonnen hast? Was möchtest du deinen SchülerInnen vermitteln und weitergeben?
Noch einmal: Deine Geschichte und deine Botschaft machen dich einzigartig – je genauer du weißt, was du vermitteln willst, umso mehr Klarheit strahlst du aus.

„Yoga ist die Antriebskraft für mich,
Yoga zu unterrichten!
Wir können jede Menge Zeit investieren
und viele Definitionen
formulieren, aber es ist einfach das
Übersprudeln des Yoga.
Mein eigener Yoga leitet und inspiriert
mich, Yoga zu unterrichten und
zu teilen.

Mein Yoga hat mir geholfen,

ein besserer Liebespartner zu sein;

aber ich würde sagen,

noch zutreffender ist es,

dass Yoga mir geholfen hat,

im Leben generell präsenter zu sein.

Und das Leben hat mich gelehrt,

ein besserer Liebespartner zu sein;

ebenso auch Herzschmerz,

Enttäuschung, Kinder im Krankenhaus

und all solche Dinge."

Rod Stryker

ARBEITSBLATT MIT FRAGEN ZUR REFLEXION

Es ist wichtig, den tieferen Grund für deine Berufung zu kennen. Wer bist DU? Was ist dein WARUM?
Schnapp dir einen Stift und beschäftige dich auf den nächsten Seiten mit den folgenden Fragen:

**Wenn du alle Anspannungen von dir abfallen lässt und deinen Geist beruhigst,
was ist es, was du dir am meisten wünschst?**

Was hat dich dazu bewegt, YogalehrerIn zu werden?

Gab es eine Schlüsselerfahrung für dich im Yoga?

Worin liegt der Wert für dich in der Yogapraxis?

Was bewunderst du besonders an deinen LehrerInnen?
Welche ihrer Themen inspirieren dich? Warum kommst du immer wieder in ihren Unterricht?

Warum möchtest du Yoga unterrichten? Was ist dein Ruf? Was ist deine Vision?

Was ist für dich die Essenz des Yoga?

Was ist deine Botschaft?

Wie fühlt es sich an, das, was du liebst, in die Welt zu bringen?

„Der Sinn des Lebens ist es, deine Gabe zu finden.
Der Zweck des Lebens ist es, diese Gabe zu teilen."
Picasso

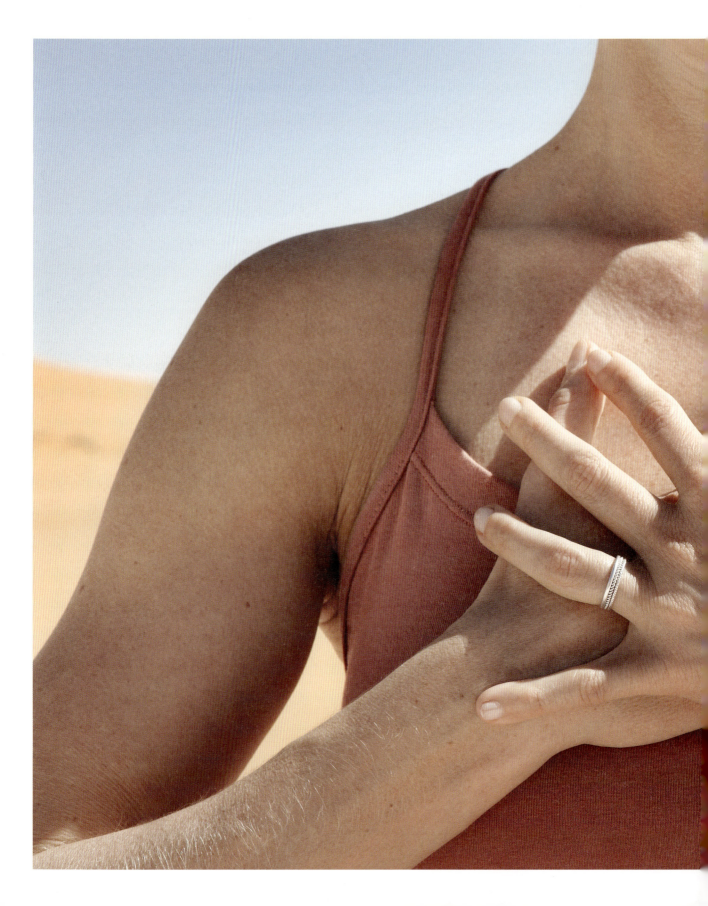

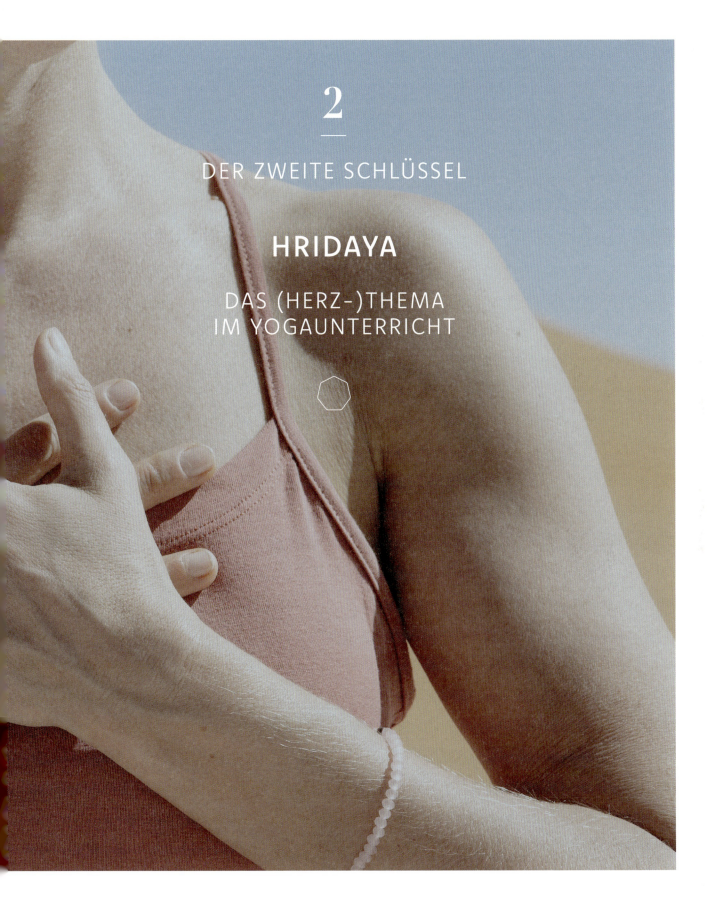

2

DER ZWEITE SCHLÜSSEL

HRIDAYA

DAS (HERZ-)THEMA IM YOGAUNTERRICHT

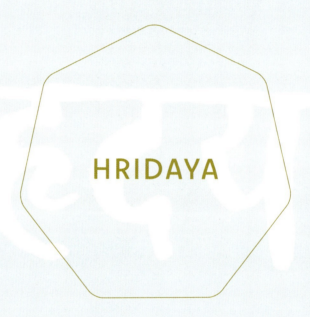

HRIDAYA

Das Thema fürs Herz ermöglicht einen tieferen Zugang zum Yoga

Yoga, wie wir es heutzutage im Westen üben, konzentriert sich oftmals auf den physischen Körper. Damit der philosophische Aspekt dabei nicht zu kurz kommt, können wir diesen als LehrerInnen über das Thema in den Unterricht einweben und damit auch die emotionale Ebene bei den YogaschülerInnen ansprechen. Wenn wir Menschen fragen, an welche Situationen sie sich in ihrem Leben besonders gut erinnern können, dann sind das meist Momente, in denen eine starke Emotion präsent war. Das Herzensthema einer Klasse kann bei den SchülerInnen entsprechend einen tieferen Zugang zur yogischen Philosophie oder zum Bewusstsein ermöglichen. Die Werte einer jahrhundertealten Tradition finden besonders dann ihren Weg zu den YogaschülerInnen wenn sie als Thema aktuell und zeitgemäß aufbereitet sind und einen konkreten Alltagsbezug haben. Diese Themen inspirieren dann sowohl die SchülerInnen als auch dich selbst als LehrerIn dazu, die *Asana*-Praxis mit der tieferen Bedeutung des Yoga zu verbinden.

Das Thema wird in der Eröffnungsrede, dem *Dharma Talk*, zu Beginn einer Klasse oder eines Workshops präsentiert. Es stellt einen Gesamtzusammenhang her zwischen den Lehren des Yoga, der Praxis und dem Alltag. Das Thema ergibt sich aus der lebendigen Weisheit des Yoga und den Kontemplationen, Erfahrungen, Beobachtungen und Studien des Lehrers dazu. Es ist weder etwas, das auf einer To-do-Liste abgehakt werden kann und soll, noch eine obligatorische Pflicht, die ausgeführt werden muss, sondern zeigt sich als die aufsteigende Kraft des Ausdrucks, die sich im Gefäß des Lehrers öffnet und vermittelt. Letztendlich ist das Thema die authentische Stimme des Lehrers. In der Auswahl des Themas geht es entsprechend darum, natürlich zu sein und genau du selbst zu sein!

Bhava: Gefühl und tiefe Kontemplation, die aus dem Inneren entstehen und sich entfalten

Das Thema, das wir als LehrerIn für die Klasse wählen, entsteht in uns, aus dem Ort in uns, der fühlt. Wenn wir als LehrerIn wissen, wie sich etwas anfühlt, dann können wir diesen Aspekt vermitteln und transportieren, egal ob physisch oder philosophisch.

Wir haben erfahren, was wir lehren.

Dies verbindet den Lehrer unmittelbar mit dem Yogaschüler, und wir begegnen uns auf einer tieferen emotionalen Ebene. Gleichzeitig kreiert die Erfahrung um das eigene Gefühl eine bestimmte Atmosphäre in der Yogaklasse. Diese Atmosphäre schafft wiederum einen geschützten Raum, in dem der Schüler seine eigenen Erfahrungen machen kann.

> „Wo fühlst du die Freude beim Betrachten eines schönen Bildes, im Bild oder in dir selbst?"
>
> Swami Muktananda

67

Fühle, was du sagst.

Als LehrerInnen unterrichten wir „verkörpertes Wissen", also Wissen, das wir auf einer Ebene des Körpers erfahren haben – im physischen, mentalen, emotionalen oder spirituellen Körper. Der Körper ist das Gefäß, in dem all unsere Erfahrung stattfindet.

Ein Thema für die Yogaklasse sollte immer gelebtes Wissen und eine authentische Erfahrung sein. So verbinden wir philosophische Aspekte mit alltäglichen Gegebenheiten. Dadurch wird den SchülerInnen bewusst, dass Yoga nicht nur auf der Matte stattfindet, sondern darüber hinaus auch in das „normale" Leben übergeht. Die Kunst, themenbezogene Klassen zu konzipieren, ermöglicht es, die Lehren mit Einsicht, tiefem Gefühl, persönlicher Bedeutung, Selbsterforschung und universeller Wahrheit anzureichern. Als Yogalehrende nutzen wir eine einfach zugängliche Sprache, das heißt eine Umgangssprache, die jeder verstehen kann und die Verbindung zwischen Yogapraxis und Alltag herstellt. Ein konkretes Thema hilft dabei, einen festen Anker für die SchülerInnen zu schaffen, eine beständige Grundlage, um ihr persönliches Verständnis zu erweitern.

Ein Thema setzt auch einen klaren Bezugspunkt für die Klasse und ermöglicht ein stärkeres Zusammengehörigkeitsgefühl in der Gemeinschaft. Das Thema dient außerdem als eine Art Erinnerung, dass die Praxis des Yoga sowohl auf der Matte als auch „fern der Matte", nämlich im alltäglichen Leben stattfindet. Die Integration von Körper, Geist, Herz und Seele oder Bewusstsein wird in der Praxis verstärkt, wenn ein yogisches Thema diese Praxis durchdringt.

,,

Immer mehr Menschen haben heute die Mittel zu leben, aber keine Bedeutung, für die man leben kann.

Viktor E. Frankl

,,

Bhavana: Kontemplation ist alles

Das Sanskritwort *Bhavana* hat viele Bedeutungen und meint unter anderem „Vorstellung, Imagination, Konzentration, innere Einstellung". Es bezeichnet auch den Prozess der kreativen Kontemplation. Bei diesem Prozess beschäftigen wir uns so lange mit einer Idee, einem Gedanken, einem Sutra oder einem Thema, bis es uns seine tiefere Bedeutung offenbart und entfaltet. Ohne diesen Prozess bleiben Themen oft nur oberflächlich oder kraftlos und sind nicht authentisch. Über die Meditation können wir in diesen Prozess eintauchen und uns die eigene innere Quelle zugänglich machen.

Der Prozess des *Bhavana*

1. Du hast eine Idee für ein Thema.

2. Du nimmst dir Zeit und näherst dich dem Thema über verschiedene Zugänge:
// Du suchst nach unterschiedlichen Bedeutungen oder Quellen.
// Du zeichnest das Thema in Form einer Mindmap auf.
// Du hinterfragst das Thema.
// Du chantest das Thema, wenn es sich z.B. um ein Sutra handelt.
// Du schreibst darüber, um die Kernaussage zu erforschen
   und tieferes Verständnis zu erlangen.
// Du meditierst über das Thema, um die tiefe Bedeutung aus
   deinem Inneren zu erhalten.
// Du schläfst darüber.

3. Du erfasst das Thema für dich selbst und notierst dir die Kernbotschaft und Bedeutung als knackigen Satz, der das Thema bestmöglich ausdrückt.

So führt eine tiefe Kontemplation, *Bhavana*, zu einem authentischen, lebendigen und persönlich bedeutungsvollen und inspirierenden Thema, das die YogaschülerInnen in ihren Herzen mit in den Alltag nehmen können.

**Die Klasse ist wie eine weißes Blatt Papier.
Du bist der Künstler, der es füllt.**

EINE YOGAKLASSE BESTEHT AUS

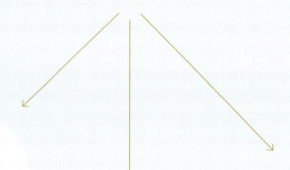

HERZ-THEMA

philosophischer Bezug

—

Herzqualität

SEQUENZ

Stellungsabfolge

—

Peak-Position

AUSRICHTUNG

physische Ausrichtung

—

Ausrichtungsprinzipien

Ein Thema finden und vermitteln

Das Mantra „Ja und?"

Im Anusara Yoga verwenden wir das *„So what*?-Mantra", um kraftvolle Themen zu schaffen. Wenn du ein Thema erstellst, frage dich: „Ja und?" im Sinne von: „Und was kommt dann?" Frage dich das immer wieder, bis du das Thema auf das innerste Gefühl, auf die höchsten Gründe oder den tiefsten Sinn, warum wir Yoga praktizieren, zurückführen kannst.

Hier ein Beispiel dazu von Sianna Sherman mit dem Thema „Entfache deine Kraft":

Ja und?
Jeder Mensch ist mit der kreativen Kraft der Shakti erfüllt.
Der Yogi lernt, diese Kraft und kreative Energie zu erkennen.

Ja und?
Der Yogi entscheidet sich für Selbstermächtigung, anstatt sich zum Opfer machen zu lassen.
Der Yogi sieht seine Möglichkeit der Mitbestimmung mit dem Universum, anstatt sich von den Lebensumständen nur betroffen zu fühlen.

Ja und?
Der Yogi erschafft, er richtet seine Kraft auf das Wohl der Menschheit aus.
Es ist die höchste Form, in der wir unseren Mitmenschen dienen können, Ja zu unserer Kraft zu sagen und sie zum Nutzen aller Wesen einzusetzen.

Ja und?
Lerne dein Selbst wirklich kennen und lass dein Selbst wachsen und es sich als die volle Kraft der LIEBE ausbreiten.

Was ruft dein Thema in dir und anderen hervor? Wenn du dein Thema präsentierst und dabei zur Essenz kommst: Was ist die Hauptbotschaft?
Stelle dir die folgenden Fragen auf dem Weg zur Erarbeitung deines Themas: „Was ist die essenzielle Bedeutung darin? Was aus der Yogalehre möchte ich vermitteln? Warum habe ich dieses besondere Thema gewählt? Inwiefern ist es für andere im Alltag hilfreich? Kann ich es in verständlicher Sprache und für die SchülerInnen nachvollziehbar zum Ausdruck bringen?"

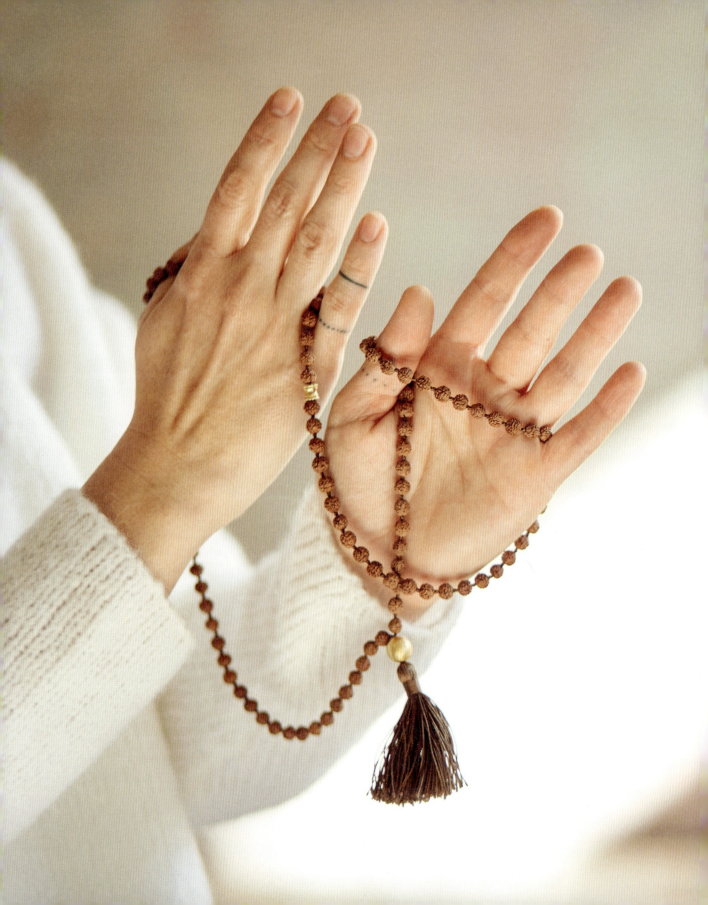

Das Thema ist eine der drei Hauptkomponenten einer Klasse. Auf die Sequenz und die Ausrichtung gehen wir in den folgenden Kapiteln noch näher ein. Hier möchten wir euch eine Struktur vorstellen, die bei der Erstellung eines Themas hilfreich sein kann. Betrachte jede der unten genannten Kategorien als ein Tor der Möglichkeit, dich zu inspirieren und die innere Muse zu wecken. In der Praxis können alle drei Tore miteinander verwoben werden.

1. Persönlich:
Denke daran, dass deine eigene Inspiration das Tor zur „lebendigen Weisheit" ist. Du findest das Thema über deine eigene Einsicht, dein intuitives Verständnis, durch deine Lebensbeobachtungen, persönlichen Geschichten, deine Praxis, Erfahrungen und Anekdoten über das Leben.

2. Metaphorisch:
Öffne dich für deine kreative Seite. Lasse dich von Poesie, Mythologie, Gedichten, Metaphern, Bildern und archetypischen Energien inspirieren.

3. Philosophisch:
Schärfe deine Themenkompetenz mit der Philosophie des Yoga. Studiere regelmäßig sowohl die alten und traditionellen als auch die zeitgenössischen Texte.

Dieser Punkt beinhaltet alle Yogatexte, wie zum Beispiel Literatur zur tantrischen Lehre, alte heilige Schriften des Hinduismus, Schriften über Yoga von alten und modernen Yogis und die Studien mit deinen eigenen LehrerInnen, sowohl online als auch im persönlichen Kontakt. Integriere deine echte Wertschätzung sowohl für die wissenschaftliche als auch die esoterische Forschung.

Allgemeine Kontemplation

Fragen, die uns als LehrerIn helfen, eine Botschaft zu erarbeiten und ein
Thema für die Klasse zu entwickeln:

// Wovon würden die SchülerInnen heute profitieren?

// Was sollen sie aus der Klasse mitnehmen?

// Was brauchen die SchülerInnen heute?

// Welches Gefühl sollen die SchülerInnen heute in der Klasse erfahren?

// Was hast du selber in deiner Praxis erfahren, das du mit deinen SchülerInnen
    teilen möchtest?

// Was passiert gerade in deinem Leben, was dich dabei inspirieren kann,
    ein Thema zu finden? Was ist momentan lebendig in dir?

    Etwas, wozu auch die SchülerInnen einen Bezug haben könnten?

// Gibt es eine bestimmte physische Ausrichtung, eine *Asana*-Kategorie
    oder ein bestimmtes *Asana*, das du heute unterrichten möchtest?

Wähle, nachdem du diese Fragen für dich beantwortet hast, etwas aus, das du in deiner Klasse
gerne mitteilen möchtest und zu dem die meisten SchülerInnen einen Bezug entwickeln können. Daraus entwickelst du *dein* Thema für die Klasse.

ARBEITSBLATT MIT KONTEMPLATION ZU DEINEM THEMA

Nimm die Idee zu deinem Thema und stelle dir folgende Fragen:

Wenn du *Asanas* praktizierst und dieses Thema dabei erfährst, welche Gefühle entstehen? Welche Qualität würde dieses Gefühl unterstützen, während du *Asanas* praktizierst? Welche Gefühle assoziierst du mit dem Thema?

Welches Ausrichtungselement könnte das Thema repräsentieren?

Welches *Asana* verkörpert das Thema am besten? Oder welche *Asana*-Kategorie? Gibt es eine Peak-Position, die das Thema verkörpert und die SchülerInnen gleichzeitig in ihrer Erfahrung fordert?

Welchen Bezug kannst du zwischen dem Thema und der yogischen Philosophie herstellen?

Betrachte dein Thema auch in Bezug zum Atem und zum Tempo der Klasse. Fordert dein Thema ein schnelleres Tempo/Pacing oder sollte es eher langsam sein?

Welche Relevanz hat dein Thema für die SchülerInnen und die heutige Praxis?

Eine zum Thema passende Qualität erarbeiten

Um dein Thema in den Körper zu transportieren, das Thema also wirklich zu verkörpern, ist es wichtig, eine Qualität zu erarbeiten, die dein Thema begleitet und fühlbar macht.

Eine Herzqualität ist ein yogischer Gefühls- oder Gemütszustand (*Bhava/Rasa*), den wir durch die *Asanas* zum Ausdruck bringen. Eine Herzqualität kann auch als Tugend oder Wert betrachtet werden. Eine solche Qualität in die Klasse zu integrieren ermutigt die SchülerInnen dazu, die *Asanas* von innen nach außen zu praktizieren. Das Thema sowie die Herzqualität liefern spirituelle Inspiration und einen tieferen Grund, um Yoga zu praktizieren. Zudem wird Spiritualität dadurch verkörpert, also in den Körper gebracht.

> „Ich denke an ein Thema wie an die Kleidung und den Inhalt in einem Koffer. Zu Beginn des Unterrichts packst du den Koffer aus und zeigst seinen Inhalt. Pack diesen Inhalt im Laufe des Unterrichts mit Raum und Atem aus, der von der Biomechanik durchdrungen ist, sodass es eine ständige Verbindung zum Thema gibt. Vermeide es, alles auf einmal auszupacken. Es ist eher so, als würdest du deinen Koffer auf den Kopf stellen und einen großen, unordentlichen Haufen angehen, um ihn aufzuräumen. Beginne eine 90-Minuten-Klasse mit einer thematischen Eröffnung von drei Minuten oder weniger. Wenn du dir deiner Worte mächtig und bewusst bist, wirst du entdecken, dass drei Minuten eine ganze Menge sind, um dich kraftvoll zu verbinden.
>
> Sianna Sherman

Das Thema in der Klasse vorstellen

Um dein Thema deinen SchülerInnen nahezubringen, empfiehlt sich eine kurze Einführung in dein Thema zu Beginn der Klasse. Halte dich kurz. Gib dir einige Minuten, um das Thema herzuleiten, und fasse es dann in einem prägnanten Satz zusammen

Herleitung:

a) Beschreibe eine konkrete Szene oder Beobachtung aus dem Alltag.

b) Weise auf die Passage eines dazu passenden Textes hin.

c) Lies ein Zitat vor UND stelle einen Bezug zur Praxis her.

// Fasse deine Botschaft kurz und bündig zusammen, sodass jede SchülerIn sie versteht.

// Während der Zentrierung, wenn die SchülerInnen einen Moment in einer sitzenden Haltung verweilen, hast du das erste Mal die Möglichkeit, das Thema in den Körper zu bringen. Nutze diesen Moment. So können die SchülerInnen unmittelbar in den physischen Körper eintauchen und gleichzeitig die Qualität oder Botschaft deines Themas spüren. Schaffe eine Verbindung zwischen deinem Thema und dem Atem und/oder einer physischen Ausrichtung.

// Eventuell gibt es ein Mantra, das einen relevanten Bezug zu deinem Thema hat.

// Achte darauf, dass du dich auf ein Thema konzentrierst und keine Themen oder Botschaften vermischst.

Das Thema ist wie ein roter Faden, der durch die Yogastunde führt. Bleibe bei diesem roten Faden und verheddere dich nicht.

ARBEITSBLATT MIT FRAGEN ZUR REFLEXION

Stelle dir zur Herzqualität folgende Fragen:

Welcher Tugenden oder Werte bedarf es, um dein Thema umzusetzen?

Wie würde sich das Thema im Körper anfühlen?

Was ist die allgemeine Intention für die Klasse und wie kann diese mit der Yogapraxis verwoben werden?

Kannst du dieses Gefühl, diesen Wert mit einer Ausrichtung des physischen Körpers verbinden?

Formuliere nun dein Thema in einem knackigen Satz:

Nenne deine Herzqualität in einem Wort:

Check – das Thema überprüfen

Stelle dir folgende Fragen, um dein Thema zu überprüfen:

// Kann ich mein Thema in einem Satz zusammenfassen?

// Hat mein Thema einen Bezug zur Philosophie/spirituellen Praxis/zum Bewusstsein?

// Warum hat es eine Relevanz? Was ist der höhere Sinn meines Themas?

// In diesem Zusammenhang sind zwei Begriffe wichtig, die im Kapitel zum siebten Schlüssel noch näher erklärt werden:

CHIT: Die höchste Intention der Yogapraxis ist es, die Verbindung zum Selbst herzustellen und die eigene wahre Natur zu erkennen.

ANANDA: Dann geht es darum, aus dieser Verbindung und Quelle heraus, von innen nach außen, einen freudigen, kreativen und authentischen Ausdruck des Selbst zu leben.

// Was ist mein persönlicher Bezug zu dem Thema? Wenn du diesen Bezug herstellen kannst, baust du eine Brücke zwischen dir und den SchülerInnen.

// Welche physische Aktion und Ausrichtung lässt sich mit dem Thema verbinden?
Zum Beispiel Anspannung/Kraft oder eher Ausdehnung/Expansion)?

Das Thema mit einem *Asana* verbinden und in die Klasse einweben

Finde nun ein Haupt-*Asana* oder eine sogenannte Peak-Position, die dein Thema repräsentiert, und entscheide dich für die passende Stellungskategorie, die dein Thema verkörpert.

Die Peak-Position ist das *Asana*, das am meisten physische Kraft und Flexibilität, mentale Konzentration und Körperbewusstsein in deiner Sequenz verlangt. (Mehr dazu im Kapitel „Der dritte Schlüssel: Yogasequenzen erfolgreich aufbauen".)

Das Thema kommt durch deine Sequenz und vor allem durch deine Peak-Position zum Ausdruck. Somit ist die gesamte Praxis von deinem Thema durchdrungen, und du hast eine stimmige Komposition aus Thema, Sequenz und tatsächlicher Umsetzung in den Körper geschaffen.

Zusammenfassung der wichtigsten Punkte für dein jeweiliges Thema:

// Formuliere es.

// Fühle es.

// Personalisiere es.

// Universalisiere es.

// Verkörpere es.

Zur Kunst, ein Thema im Unterricht zu vermitteln, gehört, dass es nicht ausschließlich am Anfang und Ende der Klasse erwähnt wird. Das Thema wird stattdessen mit dem gesamten Unterricht verwoben. Das Thema bleibt als roter Faden in der Klasse präsent und verschmilzt mit den Ansagen für die physischen Stellungen. So wird deine Klasse zu einem Erlebnis, das auf allen Ebenen erfahren wird. Auch deine Sprache transportiert das Thema durch eine gezielte Wortwahl sowie die Arbeit mit der eigenen Stimme. Selbst das Tempo passt sich deinem Thema an. Die einzelnen Bestandteile und „Zutaten" ergeben am Schluss ein ausgewogenes, lebendiges Miteinander.

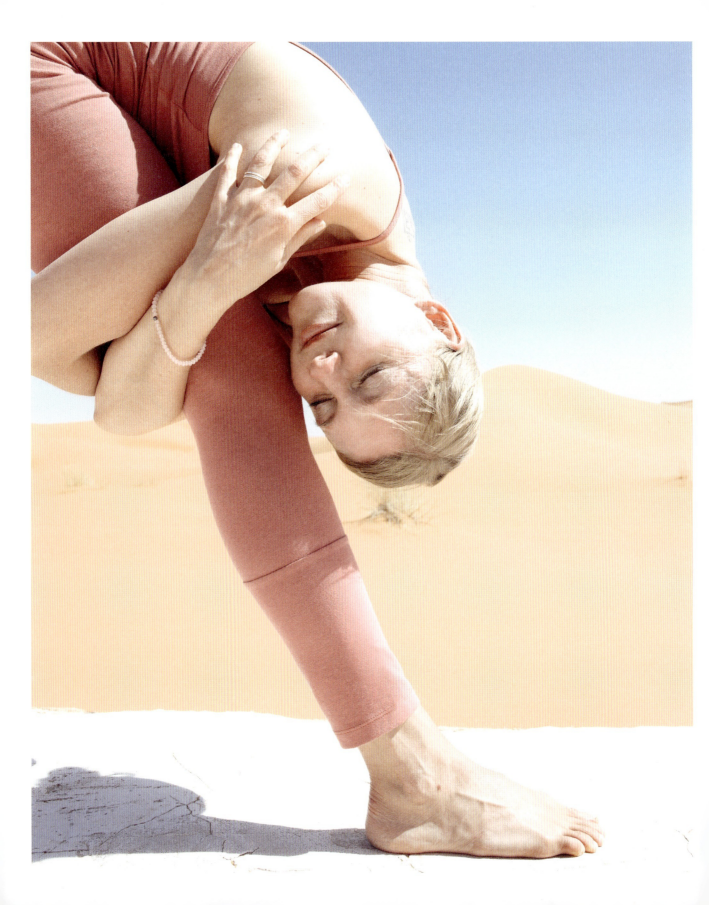

—

HRIDAYA, DAS SPIRITUELLE HERZ

—

Hridaya ist unsere Essenz, unsere wahre Identität, unser Bewusstsein und unser Zuhause. *Hridaya*, das spirituelle Herz, sitzt in der Mitte der Brust. Das Tiefste deiner Seele ist in deinem Herzen zu finden. Wenn du Yoga unterrichtest, dann tue dies von Herzen, mit Gefühl und Gespür. Tue das, was du tust, mit Liebe, mit Freude – mit dem Herzen. So kann dein Yogaunterricht *Hridaya* sein, also aus dem Herzen kommend. Wenn du mit deinen YogaschülerInnen sprichst, spüre sie vom Herzen her. Patanjali sagte, dass durch die Konzentration auf das Herz ein Verstehen der Natur des Geistes möglich sei. Wenn du dich selbst verstehen willst, dann spüre in dein Herz hinein. Auch wenn du andere verstehen willst, ist es gut, von deinem Herzen aus das Herz des anderen zu spüren.

Im Herzen – so beschreiben es viele Schulen und Traditionen – ereignet sich das große Erwachen. Es ist das Herz, aus dem wir unterrichten und unsere Sprache finden.

„Das Herz ist die Wiege der Liebe."

Sri Anirvan

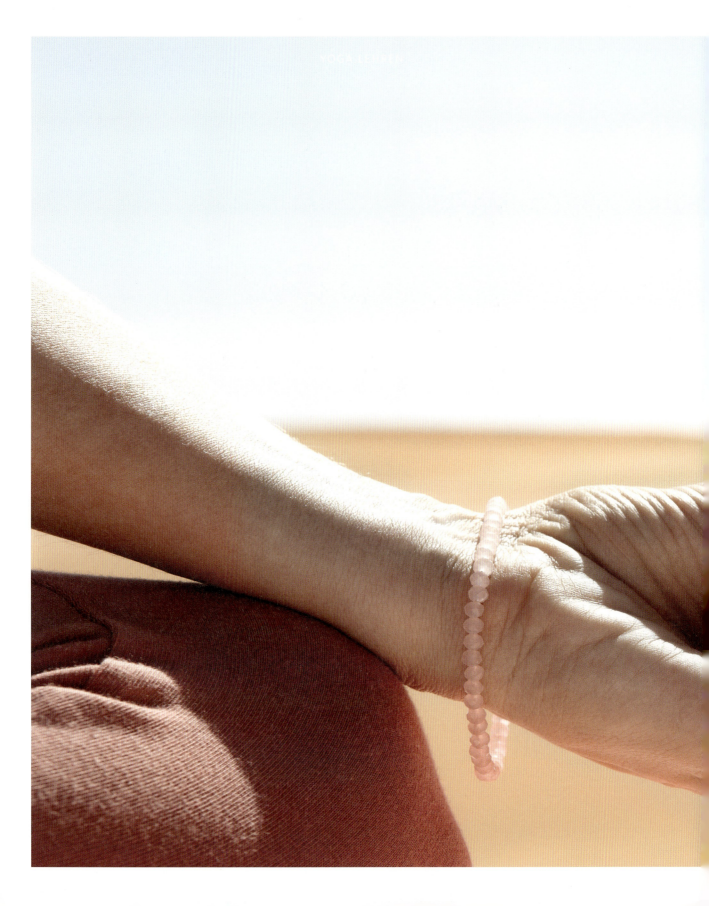

—

HRIDAYA MUDRA –
MUDRA DES MITFÜHLENDEN HERZENS

—

Der Daumen berührt sowohl Mittel- als auch Ringfinger. Der kleine Finger ist ausgestreckt. Der Zeigefinger ist eingerollt. Forme diese Mudra mit beiden Händen. Durch die Mudra fließt Prana von den Händen ins Herz, erleichtert das Herz, macht es offen und weit. Diese Mudra hilft bei der Suche nach bedingungsloser Liebe, echter Zuneigung und mitfühlender Kommunikation.

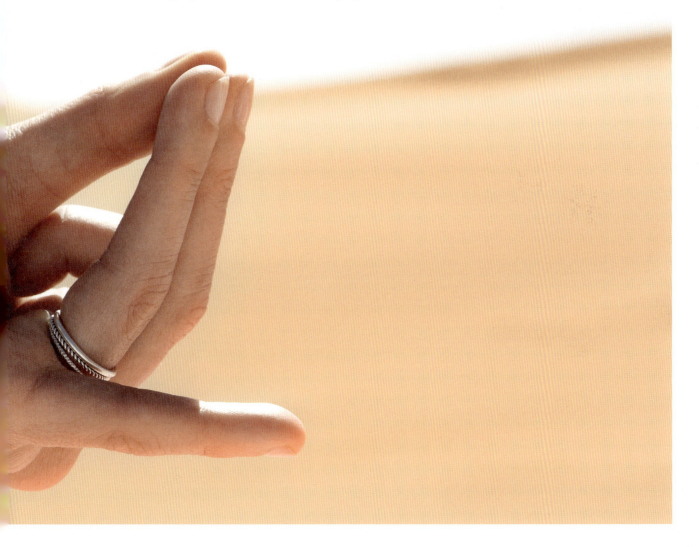

Anbei haben wir ein paar Themen-Beispiele für dich aufgelistet:

PURNA = Fülle, voll sein, Gesamtheit, komplett

ANJALI = Geste, der Wunsch, etwas zu geben und zu verschenken

SHRADHA = (Ur-)Vertrauen ins Leben kultivieren

MITGEFÜHL = Sich dem Ort des Mitgefühls zuwenden und sich selbst zugewandt sein

VERBUNDENHEIT = Verbunden mit sich selbst, der Gemeinschaft und seiner
Umwelt praktizieren

LEICHTIGKEIT = Wie kann ich mit mehr Leichtigkeit durch meine Praxis fließen?
Wie kann ich mehr Leichtigkeit in mein Leben einladen?

WUNDER = Kannst du das Wunder des Lebens erkennen? Unser Körper ist ein Wunderwerk!

ERDUNG = Verbindung zur Erde herstellen, vom Kopf ins Herz

HINGABE = Geschehen lassen

VERÄNDERUNG/WANDEL = Yoga als Kraft der Transformation

FRIEDEN = Der Ort des inneren Friedens in dir, unbeeinflusst vom Außen

STILLE = Die dynamische Stille in dir finden

PRÄSENZ = Da sein

KLARHEIT = Fokus auf das Wesentliche und offene Konzentration ohne Ablenkung

NEUGIERDE = „Anfängergeist"

VOM GROBEN ZUM FEINEN = Der Weg, um mehr zu sehen, zu fühlen und zu hören

JA ZUM LEBEN SAGEN = Offenheit dem Leben gegenüber

INDISCHE GOTTHEITEN = Ganesha, Kali, Durga, Hanuman etc.

GUNAS = Balance und Harmonie; ohne das eine gäbe es nicht das andere

KOSHAS = Das Zusammenspiel der „Hüllen" / „Körper"

BHUTAS = Jedes der Mahabhutas (Elemente) eignet sich wunderbar als Thema.

YAMAS und NIYAMAS = Wähle ein oder zwei Aspekte aus und finde einen aktuellen Bezug. Wie können die Yamas und Niyamas auch in den Alltag integriert werden?

SUTREN = Wähle ein Sutra als Thema aus.

CHAKREN = Welches Chakra bringt welche Qualität in die Praxis?

MANTREN = Die Bedeutung des Mantras durchdringt die Stunde

TANTRISCHE PHILOSOPHIE, BHAGAVAD GITA = z. B. Yoga als Kunstfertigkeit in Aktion oder Yoga als Gleichmäßigkeit des Geistes

Wähle einen Aspekt aus der Gita, der tantrischen Philosophie oder anderen yogischen Schriften aus und verbinde ihn mit dem Hier und Jetzt sowie mit der Yogapraxis.

STABILITÄT

MADHYA

FREIHEIT

Beispiele für ausgearbeitete Themen

Beispiel 1: das Spiel der Gegensätze

Ein Thema wird besonders lebendig in der Klasse, wenn du es durch zwei Qualitäten in den Körper bringst. Meist sind das zwei sich ergänzende Gegensätze, die zusammen und im richtigen Maß eingeführt eine Balance, Ausgeglichenheit und Harmonie ergeben. Aus dem Spiel der Gegensätze entsteht sowohl *Madhya* (Mitte) als auch *Purna* (Fülle). Als Gegensatzpaare eignen sich:

Einatmen und Ausatmen

Nehmen und Geben

Laut und leise

Kontraktion und Expansion

Stabilität und Freiheit

Innen und außen

Stark und weich

Yang und Yin

Verbinde die Qualitäten mit jeweils einem Ausrichtungsprinzip und lasse nun diese beiden Aspekte miteinander schwingen bzw. pulsieren. Das Pulsieren nennt sich *Spanda* und ist eine universelle Bewegung, die überall im Körper und im Leben zu finden ist.

Aus dem Spiel der Gegensätze entsteht ausgeglichene Aktion, die, wenn sie im *Asana* präsent ist, Leichtigkeit in der Kraft entstehen lässt.

Hier ein Beispiel dazu an dem Thema bzw. Gegensatzpaar Stabilität und Freiheit und dem *Asana Vrksasana*, dem Baum:

Ohne Stabilität würde der Baum umfallen, ohne Freiheit könnte er sich nicht im Wind bewegen und würde brechen. Aus beiden Qualitäten zusammen entsteht *Purna,* Fülle, d. h., nichts fehlt, alles ist da. 100 Prozent Da-Sein im Augenblick.

Ansage, um in die Stellung zu gehen:

„Während ihr Kraft in den Beinen aufbaut, drückt ihr den Fuß stabilisierend an den Oberschenkel und den Oberschenkel gegen den Fuß. Wurzelt euren Standfuß tiefer in die Erde, um aus der Sicherheit nach oben über die Fingerspitzen in die Freiheit und Entfaltung zu wachsen."

Weiter könnt ihr eure SchülerInnen in der Praxis immer wieder auffordern, ihr eigenes Maß zu finden: „Wie viel Halt braucht ihr in der Stellung?" Gegebenenfalls ist eine Instruktion nötig, die mehr Kraft in das *Asana* bringt: „Und wie viel Freiheit könnt ihr zulassen?"

Instruiere nur so viel Kraft, wie der Schüler benötigt, um die Ausrichtung zu halten. Die Freiheit und Ausdehnung „gewinnt". Durch die Achtsamkeit darauf, alle Gegensätze miteinander in Harmonie zu bringen, entsteht *Purna* in der Praxis, diese wunderbare lebendige Präsenz – alles ist da/du bist da – nichts fehlt.

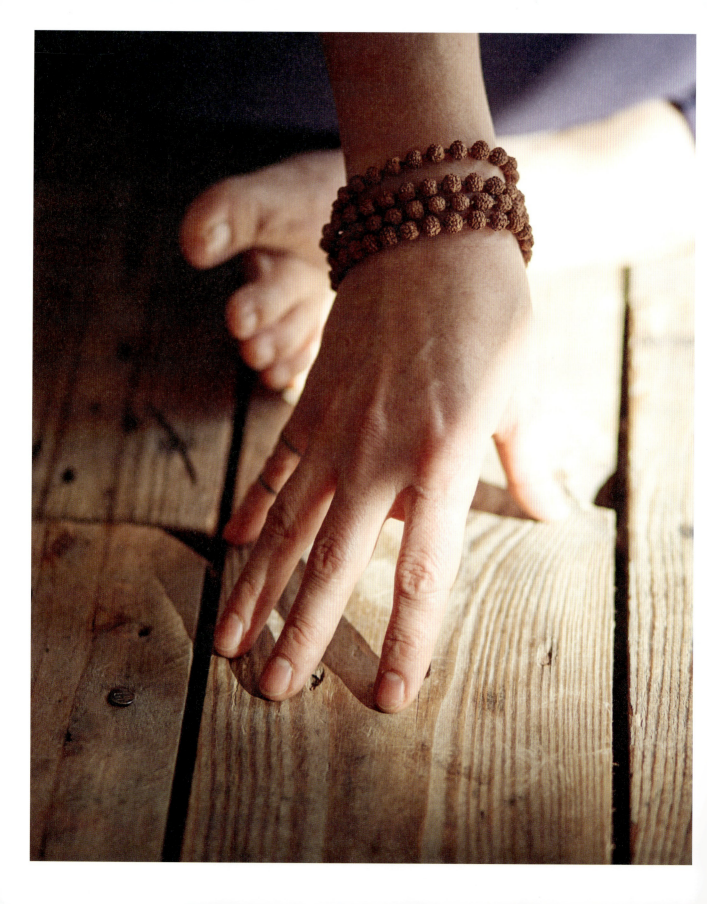

Das Bild symbolisiert den Tanz der Gegensätze, um Harmonie in der Praxis und im Leben zu erreichen. Die Mitte, *Madhya*, wird erfahrbar durch die Ausgeglichenheit in der Aktion. Jedes Thema, das aus Gegensätzen besteht, ist besonders lebendig, symbolisiert ein universelles Grundgesetz und pulsiert mit dem Atem zusammen!

Beispiel 2: von der Bhagavad Gita auf die Matte

Folgende Szene aus der Gita lässt sich wunderbar und aktuell in eine Klasse integrieren. Dadurch findet die Tradition des Yoga in das Hier und Jetzt.

Vor der Schlacht lässt der Krieger Arjuna sich von seinem Wagenlenker (Krishna) auf das Schlachtfeld fahren. Dort auf dem Schlachtfeld, *Kurukshetra*, welches in vielen Interpretationen als Feld des *Dharma* bezeichnet wird, überkommt ihn tiefer Zweifel. Er weiß nicht mehr, was zu tun ist, was das Richtige ist. Er lässt seine Waffen fallen und fragt seinen Wagenlenker: „Was soll ich tun?" In dem Moment, in dem Arjuna seine Waffen fallen lässt, ist er bereit, die Lehren zu empfangen.

Das Gleiche gilt auch für uns und unsere „Schlachtfelder" im Alltag: Wenn wir loslassen und nicht mehr festhalten, kann neues Wissen, Erkenntnis oder Hilfe zu uns kommen. In Augenblicken, in denen wir das Gefühl haben zu stagnieren, nicht weiterwissen oder verzweifelt sind, ist es hilfreich, alles bisher Gekannte fallen zu lassen. Im Moment der Krise liegt die Lösung nicht auf der Ebene des Problems, sondern auf einer höheren Ebene, in einer umfassenderen Perspektive.

In den Unterricht können wir dies so einbinden:

„Lasse das Zuviel an Spannung und Festhalten los."

„Öffne dich für den Atemfluss. Lasse den Atem geschehen."

„Lass das Leben zu."

„Was kann der Atem und das Leben dich lehren?"

„Begegne dem Leben mit Offenheit."

„Was aus deinem Leben kannst du loslassen, um Raum für Neues zu schaffen?"

Besonders in *Asanas*, bei denen uns entweder unser Denken einschränkt oder uns mit einem Glaubenssatz wie „Das kann ich sowieso nicht" in die Quere kommt, ist es hilfreich loszulassen. Auch in Yogaübungen, in denen Festhalten und zu viel Krafteinsatz hinderlich sind und die Entfaltung des *Asanas* verhindern, kann diese Geschichte inspirieren. Zu oft halten wir an Wissen fest, dass kein richtiges Wissen ist und uns darin blockiert, die Lehren des Yoga, des Lebens oder der eigenen inneren Weisheit zu empfangen.

Sthira Sukham Asanam.
Die Körperhaltung sollte stabil und angenehm sein,
oder:
Der Sitz ist fest und leicht.

Patanjali, Yogasutra 2.46

Meditation unterrichten

Meditation ist eine großartige yogische Praxis, an die wir die SchülerInnen bereits in *Asana*-Klassen heranführen können. Viele der SchülerInnen kommen in Yogaklassen, da sie sich bewegen möchten und über die Bewegung in Kontakt mit sich selbst kommen wollen. Daher fällt ihnen langes Sitzen oft schwer. Eine kurze Meditation in eine Klasse zu integrieren bedeutet für viele SchülerInnen ein Mehrwert und zeigt einen weiteren wichtigen Aspekt des großen Yogafeldes auf. Meditation war und ist die Hauptpraxis von allem Yoga.

Wie und wann können wir Meditation in den Unterricht einfließen lassen? Eine kurze Meditation findet am Ende der Klasse noch vor Savasana ihren Platz. Der Schüler kann jetzt besser sitzen als am Anfang und hat durch die Praxis bereits Körper und Geist vorbereitet. Drei bis fünf Minuten sind meist ausreichend und gut in die Sequenz zu integrieren. Längere Meditationseinheiten können wir vor allem während Workshops und auf Retreats einplanen.

Je nachdem wie der Lehrer seine Klasse beginnt, kann die Zentrierung zu Beginn schon eine kurze Meditation und Meditationserfahrung sein. Auch Savasana führt häufig zu einem Zustand von innerer Zufriedenheit und tiefem Frieden, ähnlich wie bei einer Meditation. Somit ist Savasana eine wunderbare Möglichkeit, an die Meditation heranzuführen und das Bedürfnis danach und die Neugier darauf zu wecken.

Um Meditation zu unterrichten, braucht der Lehrer eine eigene Meditationspraxis. Unterrichte nur, was du selbst erfahren hast.

Dhyana: in Stille sitzen

In den Yogasutren des Patanjali ist Meditation eines der acht Glieder: *Dhyana*. *Dhyana* bedeutet „in der Lage zu sein, einen erhebenden Gedanken oder ein ‚Objekt' im Bewusstseinsfeld für eine lange Zeit zu halten". Meditation ist ein Zustand und eine Praxis, bei der wir unsere Aufmerksamkeit nach innen lenken, auf unsere tiefste Essenz, um unser innerstes Selbst zu erfahren und kennenzulernen.

„Die höchste Glückseligkeit, die im Rahmen der Meditation pulsiert, ist deine reine Essenz."

Swami Muktananda

Meist wird Meditation als „mit sich in Stille sitzen" bezeichnet, wobei der alltägliche, agile Geist sich beruhigen darf und in die Qualität tieferen Bewusstseins sinken kann. Der britische Physiker David Bohm sagte: „Dieses Universum ist ein Kontinuum einer einzigen Energie unvorstellbarer Weite und Intelligenz. Mangels eines besseren Wortes nennen wir es Bewusstsein." Und auch unser Eingebundensein in dieses Kontinuum lässt sich in der Meditation erfahren.

„Meditation ist eine intime Erfahrung und bietet ein kraftvolles Mittel, um zu lernen, wie man sich mit dem stillen Geheimnis im Herzen des Lebens verbindet. Meditation lehrt uns, die Intimität mit unserem eigenen inneren Körper wiederherzustellen und sie durch die

verschiedenen Ebenen unserer Erfahrung
im Hier und Jetzt hindurchscheinen zu lassen.
Egal wie wir uns fühlen oder welchen
Bedingungen wir uns gegenübersehen,
Meditation ist ein allmähliches Erwachen
hin zu dem großen Raum der Gnade, der
unser Leben zusammenhält."

Andrea Boni

Vorbereitung auf die Meditation

Die *Asana*-Praxis bereitet den Schüler perfekt auf die Meditation vor. *Asana* reinigt die *Nadis*, kultiviert Tapas, das Feuer der Praxis, macht den Schüler flexibler, um besser sitzen zu können, und beruhigt den Geist durch achtsames Bewegen, aber auch durch den tiefen Atemfluss. Egal in welchem Rahmen Meditation unterrichtet wird, die Haltung ist der Schlüssel, um länger und ohne Störung durch den physischen Körper gut sitzen zu können.

Folgende Fragen helfen, dir klarer darüber zu werden, wie du Meditation unterrichten möchtest:
// An wen richtet sich die Meditation?
// Wie kann ich diese Menschen unterstützen?
// Wovon würden sie profitieren?

Es gibt kein falsches Meditieren.
Wir dürfen die Meditation einfach geschehen lassen!

Die Sitzhaltung

Der Schüler sitzt etwas erhöht auf einer gefalteten Decke, sodass die Knie unterhalb der Hüfte sind und die Beine entspannen können. Durch die erhöhte Sitzhaltung kann der Schüler auf den Gesäßknochen sitzen und die Wirbelsäule wird lang. Auch kann der Meditierende auf einem Stuhl sitzen. Aus der guten Erdung im Becken verlängert der Schüler sowohl den Rücken als auch die Seiten des Körpers. Die Schulterblätter sinken den Rücken entlang sanft tiefer, sodass der Brustkorb weit bleibt, das Herz offen. Die Hände liegen auf den Oberschenkeln oder im Schoß, sodass die Ellenbogen unter den Schultern ausgerichtet sind.

Anleitung zur Meditation

1.

Instruiere die Sitzhaltung mit so wenig Ansagen wie möglich, doch so vielen Details wie nötig, um eine komfortable Position des Schülers zu gewährleisten. Die Augen sind sanft geschlossen, der Körper und der Geist dürfen ruhiger werden. Während der Meditation hältst und kreierst du als LehrerIn den Raum für die SchülerInnen. Lenke die Aufmerksamkeit auf das Objekt der Meditation, wie z.B. den Atem, das „Ich bin", ein bestimmtes Gefühl, das innere Licht, die Weite des Herzens, ein Mantra oder das Bewusstsein an sich etc.

Teile deine Erfahrung und deine Meditationspraxis mit den SchülerInnen. Nachdem du sie in die Meditation geführt hast, bleibe selber in der Präsenz und dem Zustand der Meditation. Dadurch unterstützt du die Meditierenden. Gib gegebenenfalls während der Meditation Hinweise, um den SchülerInnen zu helfen, fokussiert zu bleiben: „Wenn dein Geist wandert, dann hole ihn langsam zurück zum Atem" oder „Nimm die expandierende Weite um deinen Herzraum wahr; verweile in dieser Weite."

2.

Der Geist: Wenn wir die Augen zur Meditation schließen, begegnen wir meist als Erstes unseren Gedanken. Es gibt einen wunderbaren Satz dazu: „Höre auf zu denken, du könntest aufhören zu denken." Zu denken ist die Natur des Geistes, also lassen wir ihn seiner Natur folgen. Es gibt viele unterschiedliche Techniken in der Meditationspraxis, deren wir uns bedienen können, um den Zustand der Meditation zu erreichen.

Um eine Meditationseinheit in eine Klasse oder einen Workshop zu integrieren, sind einfache Techniken meist die effektivsten.

a) offene Meditation: das Beobachten der Gedanken, wie sie kommen und gehen.
b) Meditation mit einem Fokus: Wir geben dem Geist etwas, auf das er sich fokussieren kann, z.B. auf den Atem: Fokus auf die Atempause nach jeder Ein- bzw. Ausatmung, ein Mantra wie *Ham-sa* oder das Geräusch des Atems.

Probiere unterschiedliche Meditationstechniken aus. Schaffe einen Raum, in dem die SchülerInnen sich der Meditationserfahrung nähern können. Unterrichte aus der Erfahrung deiner eigenen Praxis heraus. Meditation ist ein Zustand, der bereits da ist, und wir machen ihn erfahrbar.

3.

Hole die SchülerInnen Schritt für Schritt wieder aus der Meditation zurück. Lasse sie den Atem wahrnehmen und schaffe wieder eine Verbindung zum physischen Körper. Vergewissere dich, dass alle wieder „da" sind. Findet deine Meditation vor Savasana statt, kannst du nach Savasana das „Zurückkommen" anleiten. Im Kontext eines Workshops oder Retreats ist es schön, im Anschluss an die Meditation Zeit für Kontemplation und Notizen zu lassen.

„Die sinnliche Ebbe und Flut des Atems,

Die Wärme der Sonne auf der Haut,

Die Berührung von Licht auf den Augenlidern, wie ein Kuss,

Das beruhigende Geräusch von Blättern, die in der Brise rascheln,

Das zufriedene Loslassen von Körpergewicht in die Unterstützung der Erde –

Nichts Besonderes zu tun oder zu sein,

Genieße einfach die Textur des Lebens in diesem Moment ...

Weicher werden, schmelzen, entspannen in die Sattheit.

Sinken, loslassen, tiefer, tiefer ...

Atem ausdehnen, überall im Innen massieren, eine sanfte Liebkosung ...

Ah ...

Muskeln lösen, ein Seufzer der Erleichterung, bis zu den Knochen.
Hier, jetzt, die Bewegung des Lebens berührt mich,
Heilt mich, enthüllt seine einfache Wahrheit –
Ich bin in die Umarmung des Lebens vertieft.

Ja, ich höre das Ja.
Und meine Antwort: Ja.
Ich bin diese Bewegung.
Ich bin zu Hause."

Camille Maurine und Lorin Roche (aus: Meditation secrets for women, HarperOne 2001;
(hier und im Folgenden, sofern nicht anders angegeben, Übersetzung von den Autorinnen)

—— EXKURS ——

—

PRANAYAMA UNTERRICHTEN

—

Atmen ist die erste und letzte Perle auf dem Faden des Lebens. Durch die Nähe und Intimität zu unserem Atem fühlen wir in die Präsenz des Lebens hinein.

Pranayama ist eine weitere Stufe auf dem achtgliedrigen Pfad des Patanjali und fundamental für eine ausgewogene Yogapraxis. Der Nutzen auf physischer, mentaler, emotionaler und spiritueller Ebene ist enorm. Während Pranayama in einigen Traditionen als Atemkontrolle definiert wird, versteht man Pranayama im Tantra als die Ausdehnung der Lebensenergie – *Prana Shakti*.

Um Pranayama und seine Wirkung in Gänze zu verstehen, ist die Kenntnis über den subtilen Energiekörper nötig. Dazu gehören die Chakren, das System der *Nadis*, die fünf *Koshas*/Körper usw. Auch der Einsatz der *Bandhas* ist für Pranayama essenziell. Pranayama, sowie das Unterrichten von Pranayama, bedarf viel Erfahrung und Kenntnis über Wirkung der einzelnen Atemübungen sowie deren Kontraindikationen. Die Lehre des Pranayama ist so umfassend, dass wir hier nur einen sehr kleinen Auszug bieten können. Im Detail und in der Tiefe darauf einzugehen würde den Rahmen dieses Buches sprengen. Bevor du dich also daran wagst, Pranayama zu unterrichten, erarbeite dir Grundkenntnisse über die genannten Themen und etabliere eine eigene Pranayama-Praxis.

Die wohl populärste Pranayama-Übung ist die *Ujjayi*-Atmung, da sie uns konstant durch die *Asana*-Praxis begleitet. Der „aufsteigende" oder „triumphierende Atem", wie *Ujjayi* auch genannt wird, kann von jedem Schüler praktiziert werden, macht den Atem voluminöser und erhebt sich über die Identifizierung mit unseren Gedanken.

Neben den technischen Anleitungen zum jeweiligen Pranayama notiere immer auch deine persönliche Erfahrung. Was fühlst du? Was passiert in deinem Körper? Wie geht es dir emotional nach einer Atemübung? Dann wirst du mit der Zeit Pranayama mit mehr Sicherheit und Klarheit in deinen Worten unterrichten können.

ÜBUNG

—

UJJAYI-ATMUNG

—

Nimm eine bequeme aufrechte Sitzhaltung ein. Schließe die Augen. Beobachte den Atem, ohne ihn zu beeinflussen. Öffne nach einigen Minuten deine Augen wieder und beschreibe deine Erfahrung:

Nimm eine bequeme aufrechte Sitzhaltung ein. Schließe die Augen. Finde deinen *Ujjayi*-Atem. Dafür ziehst du die Stimmritzen im Hals etwas zusammen, sodass du beim Atmen ein Geräusch erzeugst, etwa so wie das sanfte Schnarchen eines Säuglings.

Öffne nach einigen Minuten deine Augen wieder und notiere, was du gefühlt hast:

„Alles, was in den drei Himmeln existiert,
ruht in der Kontrolle von Prana.
Wie eine Mutter ihre Kinder, oh Prana,
schützt du uns und gibst uns Glanz und Weisheit."

Prashna Upanishad 2.13

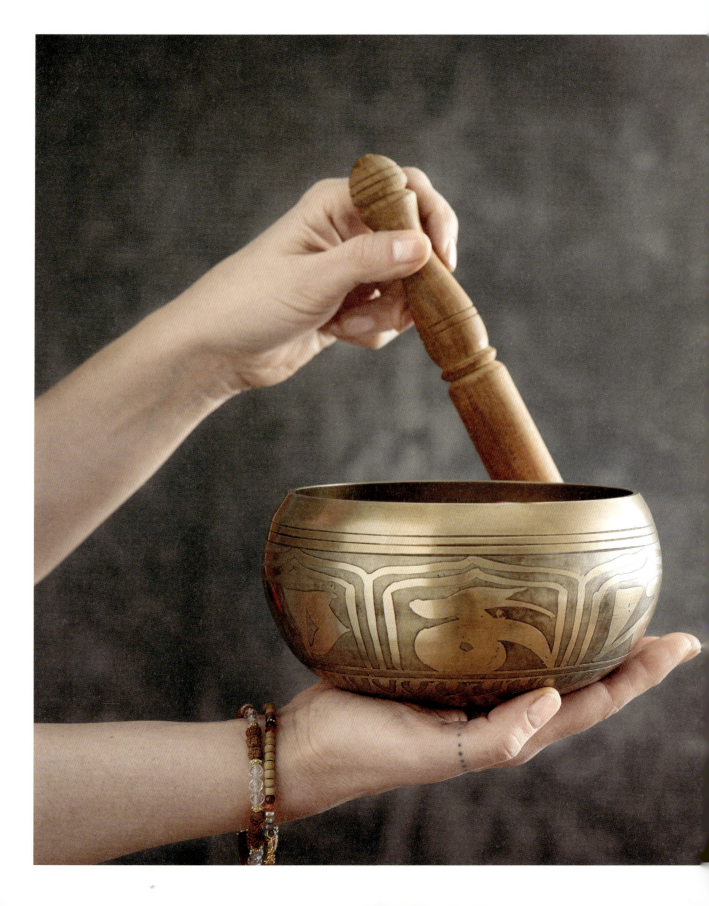

3

DER DRITTE SCHLÜSSEL

MATRIKA

STIMME UND
SPRACHE IM YOGA

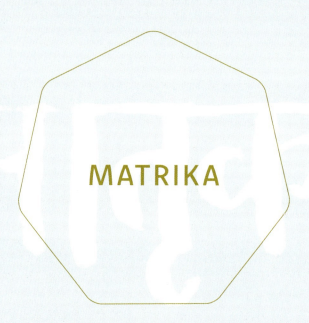

MATRIKA

Die Stimme ist der
Spiegel des Herzens

——

Matrika ist ein Sanskritbegriff, der verschiedene Bedeutungen trägt; die geläufigste darunter ist wohl „göttliche Mutter". Doch wird es auch oft mit „die Kraft von Wörtern (oder Tönen)" übersetzt. Um dir diese Übersetzung zugänglicher zu machen, laden wir dich ein, darüber nachzudenken, wie du bestimmte einzelne Wörter so zusammenzusetzen kannst, dass sie eine Aussage ergeben. Oder wie du bestimmte Töne so zusammenfügen kannst, dass sie zu Musik werden. Dieser Verwandlungsprozess von einzelnen Wörtern und Tönen geschieht dadurch, dass wir sie passend anordnen, sodass alles einen Sinn ergibt. Genau darum geht es in diesem Kapitel. Wie können wir unsere Stimme und unsere Sprache so nutzen, dass wir eine Botschaft vermitteln, die bei unseren YogaschülerInnen ankommt?

Finde die Sprache deiner Seele, die Stimme deines Herzens.

Sowohl auf dem Feld der Wissenschaft als auch in der Spiritualität ist man sich darüber einig, dass alles auf dieser Welt eine Form von Vibration und Resonanz ist. Die menschliche Stimme ist sozusagen das Mundstück dieser Wahrheit. Es gibt keinen persönlicheren Ausdruck als den unserer individuellen Stimme. Die Erfahrung, unsere authentische Stimme zu finden und zu nutzen, ist vor allem für YogalehrerInnen von großer Bedeutung. Für YogalehrerInnen stellt die Stimme einen wertvollen Schlüssel im Yogaunterricht dar. Die Stimme ist ein sehr kraftvolles Werkzeug, um mit den YogaschülerInnen zu kommunizieren. Sie ist der Spiegel des Herzens. Wenn der Klang der Stimme mehr in Verbindung mit der Atmung und die Sprache mehr aus dem Herzen entspringt als aus dem Kopf, kann eine direkte Verbindung mit den Herzen der Yogaschülerinnen aufgebaut werden – auch dann, wenn detaillierte oder technische Anweisungen gegeben werden.

Wusstest du, dass Zuhörer nur 30 Sekunden Zeit brauchen, um zu entscheiden, ob sie eine Stimme mögen oder nicht und dem Sprecher weiterhin Aufmerksamkeit schenken oder nicht (egal, was inhaltlich gesagt wird)? Es ist also eine gute Idee, sich mit der Qualität der eigenen Stimme zu beschäftigen, die eigene Lehrerstimme zu stärken und zu verfeinern. Es geht dabei sowohl um den Klang und die Strahlkraft der Stimme als auch um die Sprache im Yogaunterricht.

„

Wenn deine Stimme ausgeglichen ist,
kommt eine Lebendigkeit zurück,
die dein Herz auf dem Weg zu deinem wahren Selbst
aufweckt. Wenn du lernst, auf deine Stimme zu hören,
sie zu verstehen, zu akzeptieren,
zu ehren und ihre Botschaft auszudrücken,
beginnst du eine innere Freiheit zu entdecken,
die du in die Welt tragen kannst.

Chloe Goodchild (aus: The Naked Voice, North Atlantic Books 2015)

“

Als LehrerInnen haben wir immer mal wieder mit eigenen Ängsten und Unsicherheiten zu tun. Das Wissen darum, dass SchülerInnen innerhalb kürzester Zeit anhand der Stimme entscheiden, ob sie einem weiterhin Aufmerksamkeit schenken oder nicht, macht es nicht unbedingt leichter. Angst verändert jedoch sowohl die Qualität der Stimme als auch die Fähigkeit, präsent zu sein und mit Klarheit zu sprechen. Die Angst zu verstecken ist keine gute Lösung. Wenn du beim Unterrichten mit Ängsten zu tun hast, ist es ratsam, offenzubleiben und die Angst anzunehmen. Auf diese Art erstickst du nicht die Verbindung zu der Intelligenz, die du selbst bist und die zum Yoga gehört. Verstecke deine Angst also nicht, wenn sie da ist, denn deine YogaschülerInnen brauchen keine plastische Superheldenversion von dir, sondern wollen dich als authentisches Wesen erleben. Mit diesem Kapitel möchten wir dir helfen, eine authentische und angenehme Unterrichtsstimme zu kultivieren. Wir möchten dich ermutigen, mehr Klarheit und Präzision in deine Stimme zu bringen. Dafür haben wir ein paar Übungen ausgesucht, die dich darin unterstützen können, voll und ganz in deine eigene Stimme und Präsenz zu finden.

Mögest du Yoga durch dein unperfektes, gebrochenes, glorreiches und lebendiges Selbst mit deinen SchülerInnen teilen.

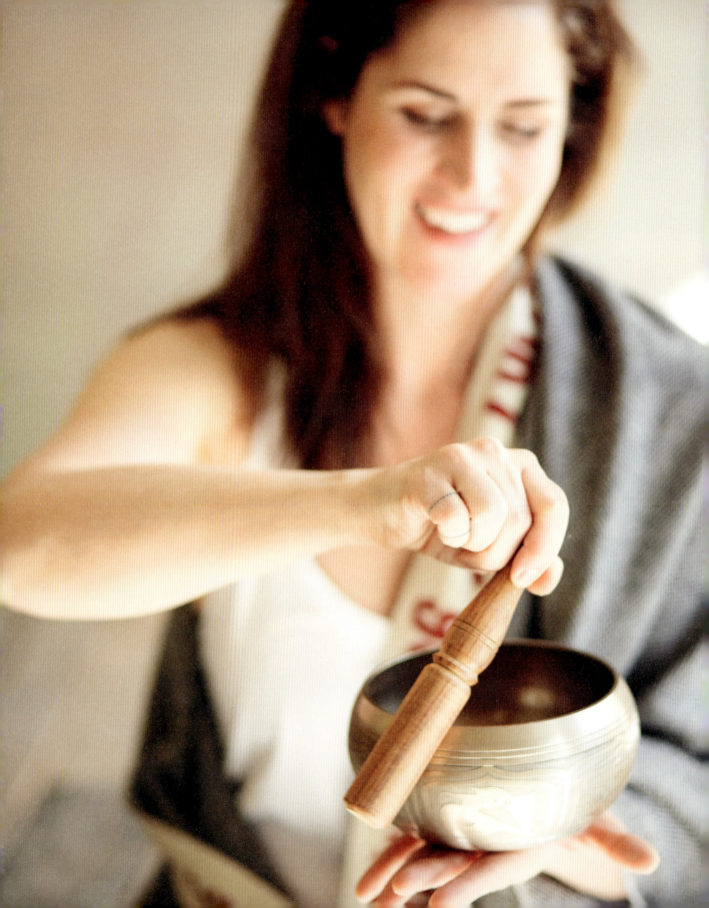

Qualitäten einer authentischen Stimme und Sprache

Wir möchten dir sechs Qualitäten näherbringen, die eine authentische Stimme und Sprache ausmachen. Spiele mit ihnen, probiere sie aus und wende sie in deinem Unterricht an. Beobachte dich dabei und genieße den Prozess.

Lebendig

Wenn man es herunterbrechen möchte, kann man sagen, dass es bei der menschlichen Stimme vor allem um Vibration geht. Wenn unsere Körperhaltung bequem und entspannt ist, wenn wir tief und frei atmen können und uns gut und sicher fühlen, hört man das an der Stimme. Sie ist immer dann besonders klangvoll und ausdrucksstark, wenn wir uns gut fühlen. Die Stimme transportiert unsere Gefühle unmittelbar. Alles, was wir in diesem Moment empfinden, schwingt in unserer Stimme mit. Lebendigkeit in unserer Stimme lässt unsere YogaschülerInnen wissen, dass wir im jetzigen Augenblick präsent sind. Diese Dynamik ist sowohl gut für uns selbst als auch für die SchülerInnen. Der britische Musiker Don Campbell beschreibt den Akt des Sprechens als eine Nachricht des Körpers, die von innen nach außen gelangt. Wenn du deine Hand auf dein Herz legst, spürst du, wie sich dein Körper bewegt und vibriert, während du mit deiner Stimme Töne produzierst.

Eine Stimme, die lebendig, dynamisch und pulsierend ist, hinterlässt einen kraftvollen Eindruck bei den SchülerInnen. Wenn es darum geht, deine SchülerInnen zu inspirieren, dann ist es absolut wichtig, lebendig, freundlich, inspirierend und enthusiastisch zu sprechen. Natürlich sollten deine Stimme, die Wortwahl und die Lautstärke deiner Stimme zum jeweiligen Thema der Stunde passen. In schnellen, energetischen Stunden liegt mehr Kraft, Dynamik und Begeisterung in der Stimme des Lehrers. In ruhigen Stunden, in denen der Fokus auf Regeneration und Innenschau liegt, kann die Stimme ruhiger und weicher sein. Deine Stimme sollte immer so laut sein, dass dich alle SchülerInnen gut hören und verstehen können. Sie sollte aber nicht so laut sein, dass sie stört.

Offen

Mit einer „offenen" Stimme meinen wir eine transparente Stimme, die nicht aufgesetzt wirkt, sondern das enthüllt, was jetzt gerade in diesem Moment ist. Eine offene Sprache ist eine Sprache, die keine relevanten Informationen zurückhält, während man spricht. Das nennen wir auch die „ungeschützte Stimme bzw. Sprache", die zugleich empfänglich ist. Ein Charakteristikum für eine solche Stimme und Sprache ist sowohl eine Offenheit für die Umgebung, in der man sich gerade befindet, als auch für das Feedback der SchülerInnen. Empfänglichkeit ist sehr wichtig, um die Verbindung zwischen LehrerIn und SchülerIn aufzubauen. Offenheit und Empfänglichkeit sind die Voraussetzungen, um Vertrauen zu etablieren.

Warst du schon mal in einer Yogaklasse, in der der Yogalehrer mit einer aufgesetzt spirituellen Stimme unterrichtet hat? Das ist für YogaschülerInnen wenig unterstützend, um sich fallen lassen zu können und dem Lehrer zu folgen. Versuche nicht, so zu klingen, wie du dir vorstellst, dass ein Yogalehrer klingen sollte! Indem du mit deiner persönlichen Stimme arbeitest und beginnst, sie ganz authentisch einzusetzen, wirst du viel Freude am Unterrichten haben und deine SchülerInnen auf einer tiefen Ebene berühren können.

Bewusst

Bewusstheit ist der vielleicht wichtigste Punkt, wenn es darum geht, die Qualität der Stimme, Sprache und Kommunikation zu verbessern. Wenn in dem, was wir sagen, keine klare Intention liegt, verwässert dies die Bedeutung unserer Botschaft. Wir hinterlassen als Lehrer keinen guten Eindruck und werden nicht als jemand wahrgenommen, der genau weiß, was er vermitteln möchte.

Damit du nicht Dinge sagst, die dem Unterricht oder der Situation nicht dienen, sammle dich und deine Gedanken, bevor du sprichst. Atme tief ein und aus. Pausen im Gespräch (und im Unterricht) kommen demjenigen, der spricht, wesentlich länger vor als denjenigen, die zuhören. Es ist in Ordnung, sich Zeit zu nehmen und Pausen einzulegen.

Denke über deine Botschaft nach und über das, was du vermitteln möchtest; denke nicht darüber nach, was du nicht sagen möchtest. Das hört sich ziemlich offensichtlich an, aber im Geist sind wir doch überraschend oft bei den Dingen, die wir eigentlich nicht wollen.

Wenn wir eine klare Intention haben, gibt uns das eine gute Richtung vor, um bewusst auszudrücken, was wir sagen wollen. Oftmals ist weniger mehr. Die folgenden Fragen sind ein schöner Leitfaden und helfen dabei, Bewusstsein zu schaffen, ob das, was gesagt werden soll, tatsächlich hilfreich ist: Ist es wahr? Ist es wichtig? Ist es ehrlich? Ist es besser als die Stille?

Gesprächsorientiert

Selbst wenn du beim Yogalehren vielleicht manchmal das Gefühl hast, dass du einen Monolog hältst – sei dir im Klaren darüber, dass jede Yogaklasse immer ein Dialog mit den SchülerInnen ist. Im Leben gibt es viele Situationen, die genau genommen ein Dialog sind, auch wenn sie auf den ersten Blick nicht unbedingt so aussehen: Wenn wir zum Beispiel laut mit uns selbst reden, hören unsere Ohren und unser Körper diese Worte. Es ist ein Dialog, den wir mit uns selbst führen (und aus dem wir sogar eine Menge lernen können). Oder wenn wir beten, sind wir (hoffentlich) für die Möglichkeit offen, dass es da eine höhere Instanz gibt, die unser Gebet erhört. Wenn wir einen Vortrag halten oder eine Präsentation vor einer größeren Menschengruppe geben, sind die ZuhörerInnen engagierter, wenn wir in einem gesprächsorientierten Stil sprechen. Dieser Stil erweist den ZuhörerInnen Respekt. Niemand mag es, wenn auf einen eingeredet wird, selbst wenn die Information noch so relevant und wichtig sein mag.

Für deinen Yogaunterricht bedeutet das, dass du während der Klasse vollkommen bei deinen SchülerInnen bist, sie anschaust, ihre Reaktion wahrnimmst und auf sie eingehst, sodass aus der Unterrichtseinheit ein Dialog entsteht – selbst wenn du als YogalehrerIn mehr sprichst als deine YogaschülerInnen.

Emotional

Wenn wir uns nicht mit unseren Gefühlen verbinden können, wird unser stimmlicher und sprachlicher Ausdruck oftmals monoton und uninteressant. Gerade wenn wir Yoga unterrichten, wollen wir gefühlvoll sprechen und das Herz unserer SchülerInnen erreichen.

Hier sind zwei Ideen, wie du dich mit deinem emotionalen Selbst verbinden kannst, während du unterrichtest:

Wenn wir eine Geschichte erzählen oder ein Thema in die Yogaklasse integrieren, das eine Bedeutung für uns hat, können wir darüber ausdrucksstark sprechen. Wir können uns noch einmal in die Geschichte hineinversetzen oder zurückgehen, als wären wir tatsächlich dort und würden diese Erfahrung noch einmal durchleben. Diese Fähigkeit, emotional und ausdrucksstark über ein Erlebnis oder ein wichtiges Thema zu sprechen, können wir mehr und mehr in unseren generellen Ausdruck übertragen.

Ein anderer Ansatz, um in unserem Yogaunterricht die Ausdrucksfähigkeit zu erhöhen, ist, deinen positiven Gefühlen und deinem inneren Lächeln zu erlauben, die Augen und die Stimme zu berühren. Dies bringt Wärme und Weichheit in deine Stimme und vermittelt Freude, Mitgefühl und Wohlwollen.

Lächeln ist wie die Unterschrift der Seele. Bring heute ein warmes, offenes Lächeln in deine Stimme.

Klar

Benutze eine einfache, klare, positive und erhebende Sprache, die leicht verständlich und für deine Unterrichtssituation angemessen ist. Konzentriere dich dabei auf das Wesentliche. In einer Yogastunde gibst du viele Ansagen; halte deine Sprache dabei kurz und unverblümt. Überprüfe immer wieder, ob es Wörter gibt, die du eindeutig zu oft wiederholst. So etwas schleicht sich oft unbemerkt ein. Wähle deine Wörter weise. Wir wissen als YogalehrerInnen nicht, mit welcher Vorgeschichte die Menschen in unseren Unterricht kommen. Deine Worte sollten gut verdaulich und verständlich sein. Das gibt deinen SchülerInnen die Freiheit, zu fühlen und ihre eigenen Erfahrungen zu machen.

Erkläre besondere Ausdrücke. Wenn du Yogajargon, Sanskritbegriffe, anatomische oder philosophische Ausdrücke verwendest, solltest du sie klar definieren können oder ansonsten lieber vermeiden. Verbinde bei *Asana*-Instruktionen Anweisungen miteinander und gib jeder Aktion eine Richtung.

Deine Stimme und Sprache verfeinern

Die Stimme und der Atem

Deine Stimme ist direkt mit deinem Atem verbunden. Der Klang deiner Stimme hängt von deinem Atem ab. Wenn du im Wörterbuch den Begriff „Atem" nachschlägst, wirst du finden, dass er in Zusammenhang steht mit der Seele und dem „Spirit". Dein Atem und deine Stimme sind also direkt verbunden mit deiner Seele.
Bleibe beim Unterrichten entspannt und geerdet. Halte den Brustkorb weit und offen. Lasse deinen Atem entspannt fließen, sodass deine Stimme voll und „rund" klingt.

Was dir beim Unterrichten hilft, authentisch, präsent und offen zu bleiben

// Du hast dich entschieden, in deinem Leben etwas Größerem zu dienen. Es geht beim Yogaunterrichten nicht um dich. Diese Sichtweise ist nicht nur ein Gefühl, das kommt und geht. Es ist ein Gefühl, in dem du dich verankern kannst. Im Yogaunterricht üben wir uns im Dienen. Es ist dabei deine Aufgabe, dir selbst nicht im Weg zu stehen, sodass die Präsenz in dir zur Präsenz in deinen YogaschülerInnen sprechen kann. Präsenz ist pure Intelligenz.

// Übe dich darin, mit transparenten Augen zu sehen und wahrzunehmen, zu wem du sprichst. Erkenne das Wunder, das vor dir sitzt. Erkenne, dass du zu einem Seelenwesen sprichst. Wenn du durch die äußere Hülle und Form sehen kannst und die Intelligenz erkennst, aus der wir alle gemacht sind, schwinden alle Ängste und Unsicherheiten.

ÜBUNG

—

SPRACHE VERFEINERN

—

Warst du schon mal in einer Yogaklasse, in der ein Yogalehrer sich so elo-quent und präzise ausgedrückt hat, dass dir seine Ausdrucksweise besonders positiv aufgefallen ist? Dann besuche weiterhin seine Klassen und notiere dir anschließend die Formulierungen, die dich besonders angesprochen haben. Sie sind ein gutes Beispiel für deinen eigenen Yogaunterricht, in der du dann aus der Situation heraus und mit etwas Erfahrung deine ganz eigene Sprache entwickeln wirst.

Nimm dich selbst auf, während du mit einem guten Freund sprichst. Höre dir die Aufnahme an und notiere deine Eindrücke. Teile deine Eindrücke mit je-mandem, der dich auf deinem Weg als Yogalehrer unterstützt.

Nimm dich selbst auf, während du am Telefon sprichst. Höre dir die Aufnahme an und schreibe deine Eindrücke auf, die du über deine Stimme und Sprache gesammelt hast. Vielleicht möchtest du auch diese Beobachtungen mit Freun-dinnen oder einem Mentor teilen.

Nimm dich selbst auf, während du Yoga unterrichtest. Auch wenn es dir viel-leicht schwerfällt oder ungewohnt für dich ist – nimm dir Zeit, um diese Auf-nahme in Ruhe anzuhören und all das aufzuschreiben, was dir an deiner Stim-me und Sprache auffällt, sowohl im Positiven als auch im Negativen. Sprich mit deiner Mentorin oder einem Freund darüber und teile dich mit.

EINFACHE AUFMERKSAMKEITSÜBUNGEN
FÜR DEINE STIMME UND DEINEN ATEM

—

Achte im Laufe des Tages darauf, wie dein ganz natürlicher Atem fließt. Schenke deiner Ein- und Ausatmung Aufmerksamkeit, ohne sie zu verändern. Nimm wahr, wie dein Atem deinen ganzen Körper bewegt. Nimm wahr, wie dein Atem ein- und ausströmt. Und dann nimm weiterhin im Laufe des Tages, zum Beispiel während du mit jemandem sprichst, ganz bewusst deinen Atems wahr und beobachte, wie dein Atem die Basis für deine Stimme bietet.

Lenke deine Aufmerksamkeit auf die Erdung und die Erfahrung des Pausierens. Sei achtsam, bevor du anfängst zu sprechen oder zu singen, und mache eine bewusste Pause. Konzentriere dich auf die Erde unter dir. Beginne erst zu sprechen oder zu singen, wenn du die Verbindung zur Erde spürst.

Wenn du schon angefangen hast zu sprechen und mitten im Satz steckst, kannst du dich ganz bewusst mit deinem Atemfluss verbinden und wahrnehmen, wie dein Atem deine Körperhaltung beeinflusst und dich erdet. Du kannst dich an die Verbindung zur Erde und Schwerkraft erinnern, während du sprichst. Auf diese Art kommunizierst du ganz natürlich aus deinem wahren Zentrum. In deiner Kommunikation wirst du eine geerdete Qualität und ein größeres Selbstbewusstsein spüren.

Eine sanfte und schöne Art, die Stimme vor dem Yogaunterricht aufzuwärmen, ist das Summen. Summe einfach vor dich hin und lausche dem Klang, der entsteht.

Check – die Sprache verfeinern

Die acht Schlüsselpunkte, um deine Sprache für den Yogaunterricht zu verfeinern:

// **HERZ** × Unterrichte aus deinem Herzen mit deiner authentischen Stimme. Sei du selbst.

// **ATEM** × Bleib in Verbindung mit deiner Atmung, während du Instruktionen gibst.

// **UMGANGSSPRACHE** × Sprich auf eine Art und Weise, die bodenständig ist und Inspiration für das Leben bietet.

// **AKTIV/PASSIV** × Benutze aktive Anweisungen und Verben für Positionen und Anweisungen in Passivform zur Reflexion in der jeweiligen Position. Dadurch entsteht die Balance zwischen Tun und Geschehenlassen.

// **RICHTUNG** × Gib für eine bessere Verständlichkeit Richtungsangaben „von – zu".

// **GESCHWINDIGKEIT** × Achte auf den Gesamtrhythmus deiner Sprache und die Intonation deiner Stimme.

// **VERKNÜPFUNG** × Finde einen guten Weg, Positionen und Übergänge mit Hinweisen zu verbinden.

// **WENIGER IST MEHR** × Verwende weniger Worte. Nutze dafür Worte mit viel Prägnanz, Kraft und Dynamik. Gib genügend Raum zum Atmen und für Stille.

—

SANSKRIT & MANTREN

—

Sanskrit ist die ursprüngliche alt-indische Sprache, in der die Yogalehre verfasst wurde. Sowohl auf linguistischer Ebene als auch auf der Ebene der Resonanz und Vibration reflektiert Sanskrit die direkte Erfahrung der Einheit und Verbindung – YOGA. Sanskrit ist eine heilige Sprache. Sie erlaubt einen sehr präzisen Ausdruck von gedanklichen Nuancen, die in neueren westlichen Sprachen häufig mehrere Begriffe benötigen. Es heißt, dass Sanskrit direkt mit der Sprache verbunden ist, die hinter allem steht, mit der Essenz. Es ist daher für YogalehrerInnen empfehlenswert, sich dem Studium des Sanskrit zu widmen, bestimmte Worte und Begriffe zu lernen, diese auch im Yogaunterricht einfließen zu lassen und ihre Bedeutung zu erklären. Es lohnt sich, ein paar Grundbegriffe auf Sanskrit zu lernen und diese auch korrekt aussprechen zu können.

Besonders gut geht das über die klassischen Mantren, die in Sanskrit verfasst sind und über viele Jahrhunderte weitergegeben wurden. Durch die Überlieferung über so einen langen Zeitraum hinweg, haben sich die Mantren mit einer enormen spirituellen Kraft aufgeladen, was deutlich spürbar ist. Mantren sind heilige und heilsame Klänge einer uralten spirituellen Tradition. Sie wirken über die Kraft des Klangs. Die Mantra-Praxis öffnet das Herz und ist eine Bereicherung für jede Yogaklasse. Über die Mantra-Praxis können YogaschülerInnen einen ganz einfachen Zugang zum Sanskrit finden. Darüber hinaus hat das Singen von Mantren eine reinigende Wirkung auf unsere Kehle, unsere Stimme und unseren Ausdruck.

ARBEITSBLATT ZUR KONTEMPLATION

Finde die Sprache deiner Seele, die Stimme deines Herzens – das ist die Essenz einer jeden Klasse.
Nimm dir Zeit über die folgenden Fragen nachzudenken, um deine eigene Sprache zu entwickeln und deine persönliche Stimme zu finden und zu verfeinern:

Wie fühlst du dich mit deiner Stimme?

Drückt deine Stimme aus, wer du bist und was du zu sagen hast?

Was magst du am meisten an deiner Stimme?

Wenn du die Geschichte deiner Stimme schreiben würdest, was würdest du schreiben?

Was würde deine Stimme dazu sagen?
In welchen Situationen versteckst du deine Stimme?

Wann ist deine Stimme besonders lebendig und authentisch?

Wie drückst du dich aus?

Welche Worte aus dem Yoga sprechen dich selbst besonders an?

Wie fühlt es sich an, aus dem Herzen zu sprechen?

Was möchtest du durch dein Yoga vermitteln?

Sei bereit zu dienen –
mit deiner authentischen Stimme und deiner eigenen Botschaft.

Was ist deine Herzensbotschaft?

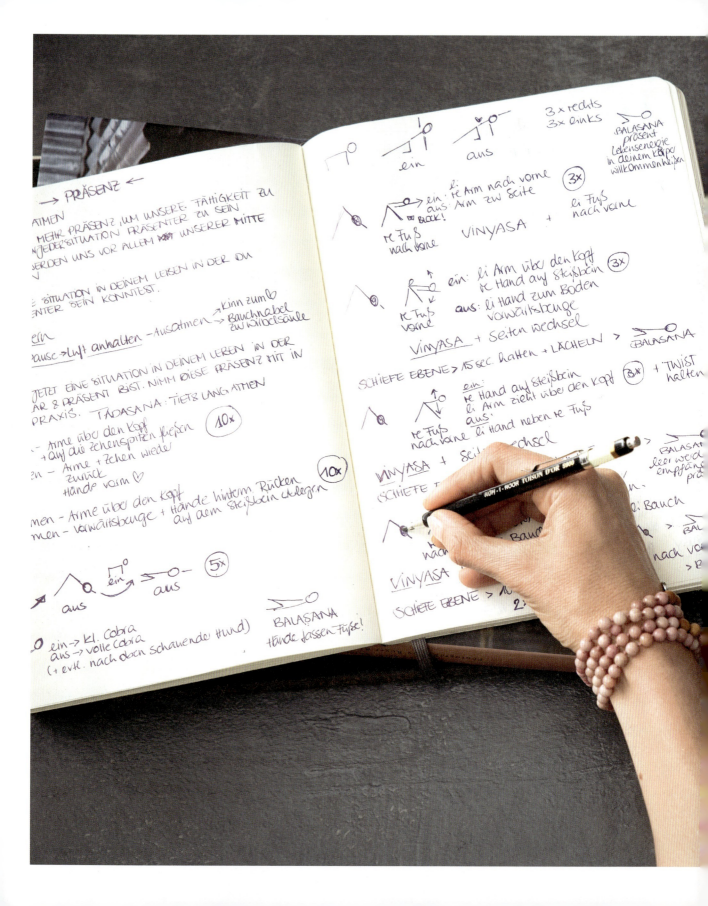

4

VINYASA KRAMA

DIE SINNVOLLE ABFOLGE
VON STELLUNGEN

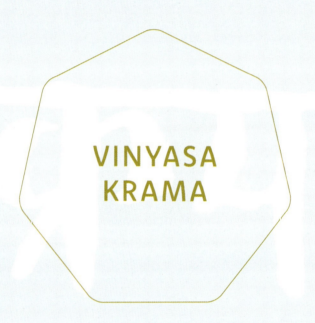

VINYASA
KRAMA

Eine Sequenz sollte so gestaltet werden, dass sie die SchülerInnen fordert, aber nicht überfordert

E ine Sequenz ist eine stimmige Abfolge von *Asanas*, die es den YogaschülerInnen ermöglicht, auf physischer Ebene eine Erfahrung zu machen. *Krama* ist das Sanskritwort für Sequenz; wörtlich: „eine Art des Vorgehens, ein regelmäßiger ununterbrochener Fortschritt oder eine Theorie, eine regelmäßige Anordnung oder eine Folge, eine Methode oder eine Weise, ein Brauch oder eine Regel, die Schritt für Schritt fortschreiten".

Bedeutung von Asana

Das Sanskritwort *Asana* bedeutet „Haltung" oder „Sitz". *Asana* als Haltung ist die heilige Praxis/ Bewegung des Yoga, die den Körper als Tempel ehrt und zelebriert. In der tantrischen Philosophie ist der Körper eine Verkörperung des Höchsten und sein göttlicher Tempel.

Asana als Sitz bezieht sich auf die Meditation und symbolisiert die Beziehung zwischen dem Individuum und dem großen Ganzen. *Asana* ist der Sitz oder die heilige Haltung, die der Yogi/die Yogini im Körper, Geist und Herzen einnimmt.

Warum sind *Asanas* wichtig für unsere Praxis? *Asana* ist das strahlende Juwel, das aus der Integration des Körpers mit dem Geist und dem Herzen besteht. *Asana* formt die Skulptur und Matrix des Körpers und lenkt Achtsamkeit auf das Netzwerk von Faszien, Knochen, Muskeln, Organen, Nerven usw., die uns in ihrer Gesamtheit lebendig halten.

Die Verbindung zwischen Körper und Geist wird durch *Asana* verstärkt und emotionale Spannungen werden gelöst. Der gesamte Körper wird gekräftigt, gestärkt, gereinigt, verjüngt und um einiges flexibler und anpassungsfähiger. Durch die Praxis kunstfertiger Ausrichtung in der Form/Haltung öffnet sich der Praktizierende auch dem inneren Energiefluss sowie der inneren Vibration. Dadurch entsteht und wächst die Erfahrung von Erdung und Leichtigkeit, Kraft und Flexibilität, Stabilität und Freiheit.

„Asana bringt Beständigkeit, Gesundheit und Leichtigkeit der Gliedmaßen. Eine ruhige und angenehme Körperhaltung erzeugt ein mentales Gleichgewicht und beugt dem Geist vor ... Indem man Asana praktiziert, entwickelt man Beweglichkeit, Balance, Ausdauer und große Vitalität. Der Yogi macht den Körper zum Vehikel für den Geist. Er weiß, dass dies ein notwendiges Mittel für den Geist ist. Eine Seele ohne Körper ist wie ein Vogel, der seiner Kraft beraubt ist."

B. K. S. Iyengar

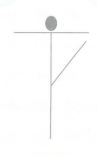

HASTA
PADANGUSTASANA
Stehend und liegend

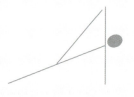

VASHISTASANA

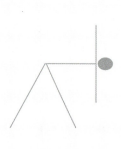

TRIKONASANA

Sequencing – Abfolgen gestalten

Das Sequencing ist eine der wichtigsten Aufgaben, die ein Yogalehrer zu meistern hat. In Yogasystemen, in denen keine vorgegebenen Sequenzen angeboten werden, kreiert der Lehrer die Stellungsabfolgen auf der Basis seines Wissens über die Biomechanik des Körpers und die *Asanas* im Allgemeinen. Die Aufgabe des Lehrers ist es, die Stellungsabfolge oder Sequenz der *Asanas* so zu gestalten, dass diese dem Level der SchülerInnen entspricht, sie fordert und dabei nicht überfordert.

Warum bereite ich als Lehrer eine Sequenz für die Klasse vor?

Einen Plan für die Klasse zu haben, gibt dir als LehrerIn Sicherheit und Selbstvertrauen. Du weißt, was du vermitteln und welche Botschaft du rüberbringen möchtest. Zu wissen, was und warum du unterrichten möchtest, gibt dir in Momenten der Irritation Halt und lässt dich flexibler und kreativer werden. Gleichzeitig schaffst du für dich und deine SchülerInnen den nötigen Raum, sich vertrauensvoll öffnen zu können und sich voll und ganz auf die Yogaerfahrung einzulassen. Eine gut geplante Sequenz ermöglicht sowohl eine physisch stimmige Praxis als auch einen sinnvollen energetischen Ablauf. Dadurch vergrößert sich das Erfahrungspotenzial der Schüler und die Berührung mit ihrem Inneren.

Der Schüler nimmt wahr, ob ein Lehrer gut vorbereitet ist. Die Klarheit des Lehrers unterstützt das Vertrauen des Schülers und sein Gefühl, wertgeschätzt und respektiert zu werden. Der Schüler kann seine Praxis intensiver erleben, wenn die Abfolge gut geplant und umgesetzt ist. Eine gute Sequenz unterstützt zudem den Körper und hält ihn gesund. Neben der physischen Balance kreiert sie emotionale Ausgeglichenheit und innere Harmonie. Klassen oder Workshops, die in einer klaren Struktur vorbereitet wurden, haben eine gewisse Kraft, aus der heraus sie sich entfalten und erblühen.

Mögliche Zugangspunkte zu deiner Sequenz

// Form – eine Sequenz erstellen basierend auf Form:
Schauen wir uns *Asanas* an in Abbildungen mit Strichmännchen oder Schablonen, dann stellen wir fest, dass viele der Stellungen eine Ähnlichkeit in ihrer Form aufweisen. Damit können wir arbeiten, um eine stimmige Sequenz zu erstellen. Nehmen wir das Beispiel Trikonasana/das Dreieck. Würden wir das Bild von Trikonasana ausschneiden und vor uns in verschiedene Richtungen drehen, so können daraus bereits viele unterschiedliche Stellungen entstehen. Spielen wir mit diesen Bildern, dann entfaltet sich eine ganze Sequenz aus der Ähnlichkeit der Form heraus.

// Schlüsselaktion – eine Sequenz erstellen basierend auf der Schlüsselaktion:
Wir nutzen im Yoga gezielte physische Ausrichtungen, um den Körper in den Haltungen zu unterstützen und zu schützen. Ein Beispiel ist das Aktivieren der Kraft in den inneren Oberschenkeln, um den unteren Rücken zu schützen und zu stärken. Dabei arbeiten Muskelketten effektiver als ein isolierter Muskel. Um die Muskelkette der inneren Oberschenkel anzusprechen, empfiehlt sich die Arbeit mit einem Block zwischen den Oberschenkeln. Aus diesem Wissen heraus, aus dem Moment, in dem wir eine Aktion auswählen, entfaltet sich unsere Sequenz. Letztendlich kann jede Schlüsselaktion uns bei der Komposition der Sequenz helfen.

// Thema – eine Sequenz erstellen basierend auf einem lebendigen und für uns relevanten Thema:
Da ein Thema eine Klasse besonders lebendig und berührend macht, hat das Thema weiter oben bereits ein eigenes Kapitel bekommen. Ein Thema ist verbunden mit dem Herzen, unserer inneren Erfahrungsebene, und kann eine wunderbare Brücke schlagen zwischen der Tradition des Yoga und unserem heutigen Leben. Es gilt, etwas als Thema zu wählen, was lebendig in uns ist, das wir selbst erfahren haben oder uns antreibt im Leben und in unserer Yogapraxis. Den Arbeitsprozess, wie wir ein Thema wählen und damit umgehen, und auch ein konkretes Beispiel dazu findest du in Kapitel „Der zweite Schlüssel: *Hridaya* – Das (Herz-)Thema im Yogaunterricht".

Je besser wir unsere SchülerInnen kennen und lesen können, desto gezielter kann eine Sequenz auf ihre Bedürfnisse zugeschnitten werden.

// Geschichten und Mythen – eine Sequenz erstellen basierend auf Geschichten, der Mythologie des Yoga oder der indischen Gottheiten:

Viele der Yogastellungen, die wir praktizieren, haben ihren Namen von Heiligen, Weisen oder Gottheiten. Zum Beispiel in Natarajasana, der Haltung des Tänzers, stellen wir die Gestalt des Gottes Shiva in seinem kosmischen Tanz dar. Oder Vishvamitrasana ist die Position, die Vishvamitra, einem bekannten Rishi und Heiligen, gewidmet ist, der alle Qualitäten eines Weisen verkörperte und über Geduld und Mitgefühl verfügte. Oder aber der berühmte Affengott Hanuman, der aus der Treue und Liebe zu seinem König Rama den Sprung über das Meer meisterte, um seine Königin zu retten. Während der Erzählungen über den Affengott und seine Taten tauchen verschiedenste Haltungen auf, die er einnimmt und die Teil unserer Sequenz werden können. So zum Beispiel der Augenblick, in dem er niederkniet und sich in das Gebet zurückzieht, bevor er voll Vertrauen (*Shraddha*) gestärkt den Sprung wagt, bis hin zu Hanumanasana, dem Spagat. So kann anhand einer Geschichte eine ganze Klasse bzw. sogar ein kompletter Workshop entstehen.

// Therapeutisch – eine Sequenz basierend auf therapeutischem Yoga bzw. präziser und gezielter Ausrichtung auf bestimmte Körperregionen:

Hier gilt es unbedingt zu beachten, dass der Begriff „therapeutisch" ein geschützter Begriff ist und nicht von jedem Yogalehrer verwendet werden darf. Nichtsdestotrotz können wir eine gute Ausrichtung unterrichten, sodass Beschwerden vermindert oder sogar geheilt werden können. Schulter und Nackenschmerzen, Beschwerden im Handgelenk, genauso wie Beschwerden im unteren Rücken oder Knie sind typisch und treten häufig auf. Wollen wir beispielsweise eine Sequenz erstellen, um Knieschmerzen zu beheben oder zu verbessern, so wissen wir, dass wir zum einen die Hüften und Füße betrachten müssen und uns dort „sauber" ausrichten sollten. Zum anderen gilt es, das Knie zu stabilisieren und durch Muskelaufbau zu schützen. All diese Aspekte bieten Anhaltspunkte für gezielte Übungen, die sich zu einer Sequenz zusammenfügen lassen.

// Sahaja – eine Sequenz erstellen aus der eigenen inneren Quelle:

Aus einem inneren Impuls heraus entsteht diese wohl kreativste Art, eine Klasse zu gestalten. Sie entfaltet sich spontan, durch die tiefe Verbindung mit dem Atem und Shakti, der kreativen und manifestierenden universellen Kraft. Die Abfolge der *Asanas* wählen wir aus der Verbindung und Führung des Atems und der eigenen Seelentiefe. Es ist wie beim Tanzen: Wir fühlen und die Bewegung folgt.

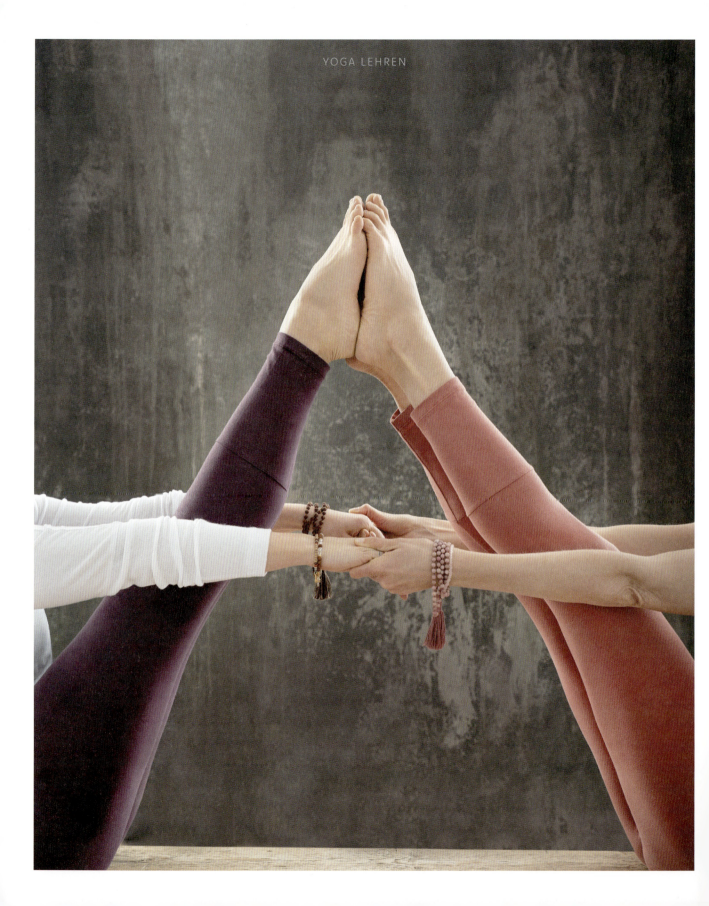

Was sonst noch dazugehört:

Ein gutes Sequencing bedarf des Weiteren viel Erfahrung vonseiten des Lehrers als Praktizierendem auf der eigenen Matte sowie als Beobachter. Der Lehrer kann lernen, über eine gute Observation die SchülerInnen zu „lesen", und so noch besser entscheiden, wie er durch die Klasse fuhrt und was die SchülerInnen brauchen, um tiefer mit sich selbst in Verbindung zu treten. Die eigene Praxis dient als Quelle; der Lehrer weiß, wie sich Stellungen anfühlen, und kann dies in Worte fassen.

Ein fundiertes **Know-how** in Anatomie, sprich physischer Logik und energetischer Wirkung von *Asanas* ist wichtig. Dadurch wird eine Sequenz nicht nur physisch stimmig, es können auch Verletzungsrisiken minimiert und der Aspekt der therapeutischen Wirkung bedacht werden.

Ein gutes Gefühl für das **Timing** ist ebenfalls ein wichtiger Punkt. Wie lange brauche ich für einzelne Stellungen? Und wie lange kann ich eine Stellung halten, sodass sie immer noch ihre Wirkung entfaltet?

Außerdem kommt es auf die eigene Einstellung oder **Intention** an. Was möchte ich vermitteln? Wie kann ich die SchülerInnen am besten unterstützen? Was dient den SchülerInnen? Diesen Punkt haben wir im Kapitel zum ersten Schlüssel, zum *Sankalpa*, bereits ausführlich behandelt.

Um als LehrerInnen immer wieder Inspiration zu erhalten, ist es hilfreich und notwendig, die eigene Praxis lebendig zu halten. Das können wir unter anderem dadurch, dass wir auch in Klassen von KollegInnen gehen und Weiterbildungen besuchen. Und genauso können wir uns auch zur Anregung eines *Asana*-Indexes bedienen oder Online-Klassen nutzen.

Im Kopf kreieren und aus dem Herzen unterrichten.

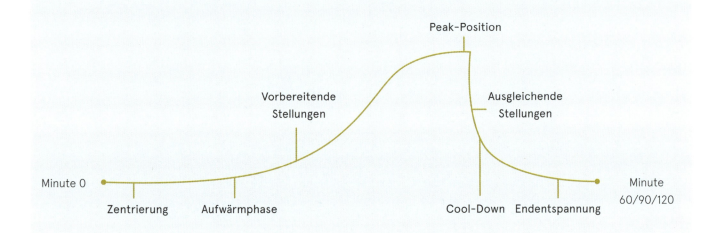

Peak-Position

Vorbereitende
Stellungen

Ausgleichende
Stellungen

Minute 0

Zentrierung   Aufwärmphase

Cool-Down   Endentspannung

Minute
60/90/120

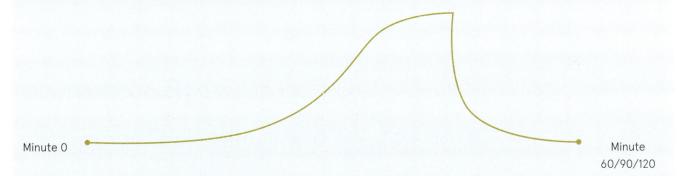

Minute 0

Minute
60/90/120

Notiere dir eine Sequenz. Du kannst die Stellungskategorien ab Seite 136 zur Hilfe nehmen.

Schlüsselprinzipien und Phasen einer Klasse

Alles um uns herum, in der Natur und im Leben, folgt einer Sequenz und tieferen Ordnung. *Krama* lässt sich in der Art beobachten, wie die Jahreszeiten aufeinanderfolgen, wie der Rhythmus zwischen Tag und Nacht, der Zyklus oder Kreislauf des Lebens. *Krama* bezieht sich auf das Entfalten des Lebens in jeder Bewegung, auf alles, was lebendig ist, inklusive uns selbst und unserer Yogapraxis sowie unsere Yogaklasse. Wir können diesen Prozess nicht abkürzen. Eine Sequenz/eine Abfolge bedarf achtsamen Wissens und guter Beobachtung, um sehen zu können, was sich im Augenblick in der Klasse und im Schüler entfalten kann.

Ein schöner Weg, *Krama* zu verstehen, ist die mystische Bedeutung des Nataraja in seinem Tanz: Kreation, Bewahren, Auflösung, in ständigem Kreislauf, immer und immer wieder. Alles im Leben unterliegt diesem Rhythmus. Selbst ein Gedanke kommt, bleibt und löst sich wieder auf. Eine Pflanze wächst, blüht und verwelkt schließlich wieder.

Schlüsselprinzipien für das Sequencing

Alles, was wir in einer Klasse tun, folgt idealerweise einer regelmäßigen sequenziellen Struktur. Die folgenden Punkte geben eine Orientierung, wie wir *Asanas* in eine sinnvolle Abfolge bringen können:

// Vom Einfachen zu mehr Komplexität.

// Von leichter zu fordernd.

// Beginne mit Übungen und *Asanas*, die weniger technisches Wissen erfordern, und bringe im Laufe der Klasse lediglich die technischen Instruktionen ein, die für die komplexeren und schwierigeren Haltungen benötigt werden.

// Sei dir bewusst darüber, welche Bereiche des Körpers Kraft und welche Flexibilität brauchen. Orientiere dich dabei an der forderndsten Stellung deiner Klasse bzw. deiner Peak-Position. Starte nach der Aufwärmphase damit, diese Körperregionen entsprechend zu bearbeiten.

// Nutze Stellungsähnlichkeiten. Beginne mit einfacheren Varianten und steigere den Schwierigkeitsgrad.

// Lasse am Ende der Klasse ausreichend Zeit für ausgleichende Stellungen sowie Savasana.

Je bedachter die Sequenz gewählt wird, desto intensiver ist die Erfahrung des Schülers und desto besser können wir den Schüler in seinem Wachstum unterstützen.

133

Die einzelnen Phasen

1. Die Zentrierung

Die Zentrierung ist der Beginn und die Eröffnung der Klasse. Hier begrüßt der Lehrer die SchülerInnen/die Gruppe und stellt sich ggf. vor.

Die Zentrierung dient vor allem dazu, dass die SchülerInnen im Raum und bei sich selbst ankommen, um sich innerlich auf die Klasse einstellen zu können. Der Lehrer kann durch die Einführung eines Themas (Storytelling/*Dharma*-Talk) den Fokus für die Klasse setzen. Eine kurze Meditation oder meditative Atemübung unterstützt das Ankommen der SchülerInnen und lenkt die Aufmerksamkeit vom Kopf in den Körper. Auch das Chanten eines Mantras oder die Eröffnung der Praxis durch OM finden in der Zentrierung statt.

Tipp: Es empfiehlt sich, die SchülerInnen nicht zu lange sitzen zu lassen. Häufig saßen sie schon den ganzen Tag, sind noch unruhig und wollen sich vor allem bewegen.

2. Die Aufwärmphase

Die Aufwärmphase oder das sogenannte Warm-up dient der Erwärmung und Mobilisation des Körpers. Die großen Muskelgruppen werden aufgewärmt, der Atem mit der Bewegung verbunden und synchronisiert, der Kreislauf aktiviert. Einfache Stellungen und Wiederholungen dominieren in dieser Phase. Noch werden keine komplexen Stellungen unterrichtet.

Tipp: Nutze eine einfache und aktive Sprache und finde ein angemessenes Tempo.

So unterstutzt du die SchülerInnen darin, sich mit mehr Leichtigkeit und Dynamik zu bewegen und aus dem Kopf in den Körper zu kommen.

3. Die vorbereitenden Stellungen

Hier beginnt der Teil der Klasse, in dem du technischer werden kannst. Fokussiere dich auf zwei Hauptausrichtungsmerkmale, die oben schon erwähnten Schlüsselaktionen. Wähle *Asanas*, in denen du den Körper optimal auf die folgenden komplexeren Yogastellungen vorbereitest und für die Peak-Position bereit machst. Hier kommt dein ganzes Know-how über den Körper und die *Asanas* zum Einsatz.

Tipp: Nutze Stellungsähnlichkeiten. So praktizieren die SchülerInnen immer wieder eine ähnliche Form, die dann in der schwierigsten und forderndsten Stellung (Peak-Position) Unterstützung für die Umsetzung ist. Klare Sprache und präzise Ansagen dominieren.

4. Die Peak-Position

Die Peak-Position ist die forderndste Stellung in der Klasse. Sie braucht eine gute Vorbereitung. Oft wird die Stellung von einem Schüler oder dem Lehrer selbst in einer Demonstration detaillierter erklärt.

Tipp: Es ist hilfreich, Varianten der Peak-Position zu kennen und anzubieten, sodass jeder Schüler einbezogen wird und ein Erfolgserlebnis hat.

5. Die ausgleichenden Stellungen

Die ausgleichenden Stellungen sind diejenigen *Asanas*, die auf den physischen und energetischen Körper ausgleichend wirken. Je nachdem, welche Bereiche des Körpers beansprucht wurden, um die Peak-Position zu praktizieren, gleicht dieser Abschnitt der Klasse mit entsprechenden *Asanas* aus. Meist wird das Tempo langsamer und die Stellungen weniger kraftaufwendig. Den Körper wieder in Balance zu bringen ist ebenso wichtig wie eine gute Vorbereitung auf die Peak-Position.

Tipp: Beginne das Tempo zu verlangsamen, um den SchülerInnen ein Nachspüren zu ermöglichen und das Erlebte wirklich im Körper wahrzunehmen.

6. Das Cool-down

Das Cool-down ist vor der Endentspannung der letzte Abschnitt der Klasse. Hier hat der Lehrer die Möglichkeit, Aspekte wie Ruhe und Loslassen zu integrieren. Sanfte, wenig Kraft fordernde Stellungen machen diesen Abschnitt aus. *Asanas* können länger gehalten werden und finden meist nur noch im Sitzen oder Liegen statt. Die Fülle des Atems kann vollkommen ausgenutzt und das Atemtempo entschleunigt werden. Vor allem bei Klassen, die abends stattfinden, liegt der Fokus dann auf der Ausatmung.

Tipp: Finde einen Weg, den SchülerInnen das Empfangen zu vermitteln; weniger Tun und mehr Sein. Instruktionen sind weniger aktiv, Ansagen, die zur Ruhe und zum Loslassen einladen, unterstützen das Cool-down.

7. Die Endentspannung

Die allerletzte Phase der Klasse ist meist Savasana, die liegende Endentspannung. Zum Teil wird davor eine kurze Meditation angeboten oder die Klasse ganz im Meditationssitz beendet. Meist lieben die SchülerInnen allerdings das Liegen am Boden. Hier kommen Körper und Geist zur Ruhe. Die Ansagen führen den Schüler in den Körper, zum Wahrnehmen und schließlich zum Loslassen. Biete den SchülerInnen einen Moment der Stille an – ohne Ansagen.

Tipp: Lade den Schüler ein, sich tragen zu lassen und „sich atmen zu lassen", um tiefer in die Qualität der Entspannung zu finden.

135

Stellungskategorien und Peak-Positionen

Sequencing von Standstellungen

Standhaltungen spielen eine wichtige Rolle in einer Klasse. In einer Potpourri-Sequenz, also einer Klasse, in der du die Stellungen aus den unterschiedlichen Kategorien mischst, und auch in Klassen für AnfängerInnen füllen sie die erste Hälfte der Klasse. Sie eignen sich vor allem dazu, den SchülerInnen folgende Aspekte zu vermitteln:

Kraft
Stabilität
Durchhaltevermögen
Ausrichtung der Basis – Verwurzeln

Sie ermöglichen ein Erarbeiten der Ausrichtung im Allgemeinen. Um gekonnt den Einsatz von Standstellungen für deine Sequenzen zu nutzen, nimm dir Zeit, über folgende Aspekte nachzudenken:

Welche Qualitäten assoziierst du mit Standstellungen?

Wo liegt der Nutzen von Standhaltungen im Allgemeinen?

Wie haben sie deine eigene Praxis bereichert?

Deine Intentionen

Was könnten passende Intentionen sein, mit denen man sich auf Standhaltungen fokussieren kann?
Beispiel: „Leichtigkeit in der Kraft finden" oder „Für die eigene Wahrheit einstehen"

Überlege dir, passend zur Stellungskategorie und Intention, welches Tempo, welche Wortwahl, welches Level für deine Klasse angemessen ist.

Was können wir als LehrerInnen weiterhin tun, damit die SchülerInnen Standhaltungen erfahren und davon profitieren können?

Mögliche Peak-Positionen für eine Klasse mit einem Fokus auf Standstellungen

// Ardha Chandrasana/Halbmond
// Parivrtta Trikonasana/gedrehtes Dreieck
// Ardha Chandra Chapasana/Variante des Halbmondes oder „gebeugter Halbmond"
// Virabhadrasana III/dritter Krieger

Notiere weitere Haltungen, die du dir als Peak-Positionen –
entsprechend zum Level deiner Klasse – vorstellen kannst.

Eigenschaften und Vorbereitung von Standstellungen

Standstellungen eignen sich prinzipiell dafür, den Körper aufzuwärmen (genauso wie Surya Namaskar/der Sonnengruß).
Physisch betonen sie die Öffnung der Hüften und Dehnung der Beinrückseiten, zum Beispiel durch die stehende Vorwärtsbeuge/Uttanasana, Ausfallschritte und den nach unten schauenden Hund/Adho Mukha Svanasana.

Ausgleichende Bewegungen und Stellungen für Standhaltungen

Zum Teil empfindet der Schüler nach vielen Standhaltungen Spannung in den Leisten. Daher empfiehlt es sich, die Vorderseite der Beine zu dehnen, zum Beispiel in Supta Virasana/liegender Held oder Ardha Bhekasana/halber Frosch. Auch leichte Rückbeugen wie die Kobra oder eine Schulterbrücke schaffen einen angenehmen Ausgleich. Gegen Ende der Klasse eignen sich einige liegende Stellungen, wie zum Beispiel der liegende Twist, der den Rücken und die Wirbelsäule entspannt.

Je besser wir unsere SchülerInnen kennen und lesen können, desto gezielter kann eine Sequenz auf ihre Bedürfnisse zugeschnitten werden.

Sequencing von Hüftöffnern

In einer Potpourri-Klasse folgen die Hüftöffner nach der Aufwärmphase und den Standstellungen, gegebenenfalls nach einem Handstand oder Unterarmstand. Nach einem solchen Beginn einer Klasse ist der Schüler für intensivere Stellungen vorbereitet. Hüftöffner sind daher meist der Wendepunkt, an dem wir die Klasse in eine bestimmte Richtung lenken. Sie dienen auch als Vorbereitung für ausgewählte Armbalancen, Rückbeugen oder tiefere Hüftöffner.

Welche Qualitäten assoziierst du mit Hüftöffnern?

Wo liegt der Nutzen von Hüftöffnern im Allgemeinen?

Wie haben sie deine eigene Praxis bereichert?

Deine Intentionen

Was könnten Intentionen sein in einer Klasse, in der man sich auf Hüftöffner fokussiert? Beispiel: „Zu deinen eigenen Wurzeln zurückfinden."

Überlege dir passend zu deiner Intention, was das für deine Klasse bedeutet bezüglich Tempo der Klasse, Wortwahl, Level usw.

Was können wir als LehrerInnen weiterhin tun, damit die SchülerInnen Hüftöffner erfahren und davon profitieren können?

Mögliche Peak-Positionen für eine Klasse mit Fokus auf Hüftöffnern
// Agni Stambhasana/doppelte Taube
// Vamadevasana/Asana, das dem Heiligen Vamadeva gewidmet ist
// Padmasana/Lotussitz

Notiere weitere Haltungen, die du als Peak-Positionen nutzen möchtest.

Eigenschaften und Vorbereitung von Hüftöffnern

Was sind Hüftöffner? Meist werden diejenigen Stellungen als Hüftöffner bezeichnet, in denen wir die Oberschenkelknochen nach außen rotieren, die Hüfte beugen und die Adduktoren dehnen, sodass die Beine geöffnet werden können. Doch um die Hüfte wirklich zu „öffnen", bedarf es der Dehnung und Flexibilität nach allen Seiten und in alle Richtungen, also auch Abduktion und Innenrotation. Um solch eine Balance und Offenheit in die Hüfte zu bringen, müssen folgende Bereiche gedehnt und geöffnet werden: die Adduktoren, die Abduktoren, die Leisten und die ischiocrurale Muskulatur (rückseitige Oberschenkelmuskulatur). Wir können uns also vereinfacht denken, dass die Hüfte nach allen vier Seiten bewegt, gedehnt und aufgewärmt wird.

Ausgleichende Bewegungen und Stellungen für Hüftöffner

Nach Hüftöffnern ist es sehr angenehm für den Körper, die Leisten zu entspannen und zu dehnen, zum Beispiel durch das Praktizieren folgender *Asanas*: Supta Virasana/liegender Held, Ardha Bhekasana/halber Frosch. Da bei klassischen Hüftöffnern meist der Oberschenkel nach außen rotiert wird, ist es auch angenehm, die Beine zu schließen und den Zug auf alle Seiten der Hüfte zu reduzieren.

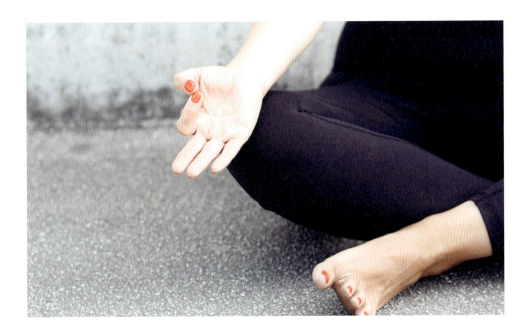

Sequencing von Armbalancen

Armbalancen sind sehr fordernde Stellungen. Die meisten SchülerInnen benötigen dafür viel Vorbereitung. Trotzdem können Armbalancen auch mit weniger fortgeschrittenen SchülerInnen praktiziert werden, um sie langsam an diese Stellungskategorie heranzuführen.
Vasishtasana (die Stellung zu Ehren des weisen Vasishtha oder auch seitlicher Liegestütz) oder der Handstand zum Beispiel benötigen keine ausgiebige Öffnung der Hüfte oder der Beinrückseiten. Diese beiden *Asanas* können gut in eine Potpourri-Sequenz integriert werden. Diese Stellungen (inklusive Variationen) bauen sofort Kraft und Selbstbewusstsein auf.
Die Steigerung dieser beiden Asanas wären dann Pincha Mayurasana/Unterarmstand und Bakasana/die Krähe.

Welche Qualitäten assoziierst du mit Armbalancen?

Wo liegt der Nutzen von Armbalancen im Allgemeinen?

Wie haben sie deine eigene Praxis bereichert?

Deine Intentionen

Was könnten Intentionen in einer Klasse sein, in der man sich auf Armbalancen fokussiert?
Beispiel: *„Lila*, das Spiel des Bewusstseins; genieße es, spielerisch zu sein" oder „Das Ungewisse wagen – Mut und Vertrauen haben"

Überlege dir passend zu deiner Intention, was das für deine Klasse bedeutet bezüglich Tempo der Klasse, Wortwahl, Level etc.

Was können wir als LehrerInnen zusätzlich tun, damit die SchülerInnen Armbalancen erfahren und davon profitieren können?

Mögliche Peak-Positionen für eine Klasse mit dem Fokus auf Armbalancen

// Pincha Mayurasana/Unterarmstand

// Visvamitrasana/balancierender Seitwinkel, dem Heiligen Visvamitra gewidmet

// Jede Armbalance kann letztendlich zu einer Peak-Position werden.

Eigenschaften und Vorbereitung von Armbalancen

Eine Klasse, die zu einer Armbalance als Peak-Position hinführt, braucht insgesamt eine gute Balance und ein ausgeglichenes Maß zwischen fordernderen und weniger kraftraubenden Stellungen. Als YogalehrerInnen müssen wir darauf achten, dass die SchülerInnen einerseits gut darauf vorbereitet sind und andererseits trotzdem noch ausreichend Kraft für die eigentliche Stellung zur Verfügung haben. Häufig integrieren LehrerInnen zu viele Armbalancen in einer Klasse oder machen Vorbereitungen, die zu anstrengend sind, sodass die SchülerInnen letztendlich zu müde für die eigentliche Peak-Position sind … was schade ist.

Besser ist es, eine Armbalance als Fokus bzw. Peak-Position zu wählen und diese dementsprechend gut und ausbalanciert vorzubereiten, sprich die Körperregionen zu kräftigen und zu öffnen, die für die Stellung nötig sind. Für die meisten Armbalancen gibt es einfachere Variationen, die bereits die Form darstellen, sodass die SchülerInnen Schritt für Schritt in die eigentliche Stellung wachsen und Kraft aufbauen können und der Körper sich die Bewegungsabläufe merken kann. Ziel ist es, die SchülerInnen zu ermutigen, sie zu inspirieren und ihnen eine gute Erfahrung zu ermöglichen.

Einige Schlüsselaspekte in einer Armbalancen-Sequenz

Suche nach Stellungsähnlichkeiten. Fast jede Form einer Armbalance kann sowohl im Sitzen als auch Stehen eingenommen werden und lehrt die SchülerInnen somit die Struktur und Form der Stellung. Armbalancen brauchen ein allgemeines Warm-up, um dann spezifischer in die Körperregionen zu arbeiten.

Frage: Welche Bereiche müssen gedehnt und geöffnet werden?

Bereite immer auch Varianten vor, die einfacher sind und von fast allen praktiziert werden können. Das ist sehr ermutigend und zufriedenstellend für die SchülerInnen.

Ausgleichende Bewegungen und Stellungen für Armbalancen

Nach Armbalancen ist es empfehlenswert, die Leisten zu öffnen und die Körpervorderseite zu weiten. Dies gelingt zum Beispiel mit einigen leichten Rückbeugen. Im Anschluss ist es eine gute Idee, die Energie zu erden. Die Schultern, Arme und Handgelenke sollten nicht mehr belastet werden und stattdessen entspannen können.

„Sequencing ist die Kunst,
Yogaklassen zu gestalten,
die durch einen gezielten
Aufbau eine bestimmte Absicht
erfüllen.Die Reihenfolge und
Anordnung sind ausgelegt, um
den Körper zu öffnen,
wo er eng ist, zu kräftigen,
wo er instabil ist,
das Herz zu erheben und
die Seele zu befreien."

Barbra Noh

Sequencing von Rückbeugen

Rückbeugen sind mit die forderndste Stellunsgkategorie, die eine sehr gute physische Vorbe-reitung benötigen. Daher kommen sie im Ablauf der Klasse eher gegen Ende vor, vor allem die tieferen Rückbeugen, wie zum Beispiel Urdhva Dhanurasana/das volle Rad. Ihre Qualitäten der Herzöffnung vermitteln eine Leichtigkeit und Stimmungsaufhellung, die sie sehr beliebt machen.

Welche Qualitäten assoziierst du mit Rückbeugen?

Wo liegt der Nutzen von Rückbeugen im Allgemeinen?

Wie haben sie deine Praxis bereichert?

Deine Intentionen

Was könnten Intentionen sein in einer Klasse, in der man sich auf Rückbeugen fokussiert? Beispiel: „Starker Rücken – weiches Herz" oder „Das Herz dem Leben gegenüber öffnen".

Überlege dir passend zu deiner Intention, was das für deine Klasse bedeutet bezüglich Tempo der Klasse, Wortwahl, Level etc.

Was können wir als LehrerInnen tun, damit die SchülerInnen Rückbeugen erfahren und davon profitieren können?

Mögliche Peak-Positionen für eine Klasse mit dem Fokus auf Rückbeugen

// Urdhva Dhanurasana/das volle Rad
// Dwi Pada Viparita Dandasana/aufschauende zweigliedrige Stabhaltung
// Eka Pada Rajakapotasana/volle Taube
// Natarajasana/der Tänzer

Eigenschaften und Vorbereitung von Rückbeugen

Schultern und Hüften müssen für Rückbeugen zunächst geöffnet und mobilisiert werden. Die Integration der Schultern ist bei Rückbeugen sehr wichtig. Die Rückseite des Körpers sollte gekräftigt und eine starke Mitte kreiert werden. Auch das Dehnen des seitlichen Körpers bereitet auf tiefe Rückbeugen vor. Um die Vorderseite des Körpers öffnen zu können, bedarf es intensiver Oberschenkeldehnungen.

Steigere deine Sequenz von leichteren Rückbeugen, wie Bhujangasana/Kobra und Salambhasana/Heuschrecke, über etwas tiefere, wie zum Beispiel Ustrasana/Kamel und Setu Bandha/Schulterbrücke, bis hin zu (je nach Level der Klasse) intensiven Rückbeugen wie Urdhva Danurasana/das volle Rad.

Ausgleichende Bewegungen und Stellungen für Rückbeugen

Rückbeugen machen wach und stimulieren das Nervensystem. Daher benötigen wir einen entsprechenden Ausgleich, um die SchülerInnen in einem Zustand von Ruhe und Harmonie aus der Klasse zu verabschieden. Die Körperrückseite arbeitet in einer Klasse mit Fokus auf Rückbeugen sehr intensiv. Durch folgende Stellungen bringen wir den nötigen Ausgleich in den Körper: Sukhasana/Schneidersitz oder Agni Stambhasana/doppelte Taube, um die Gesäßmuskulatur zu dehnen und zu entspannen. Ausgleichend wirkt auch, die Oberschenkelköpfe wieder zu erden und die Leisten zu entspannen. Auch Twists wirken ausgleichend. Nachdem die Wirbelsäule wieder neutralisiert und gestreckt wurde, beruhigt eine Vorwärtsbeuge und gleicht energetisch aus.

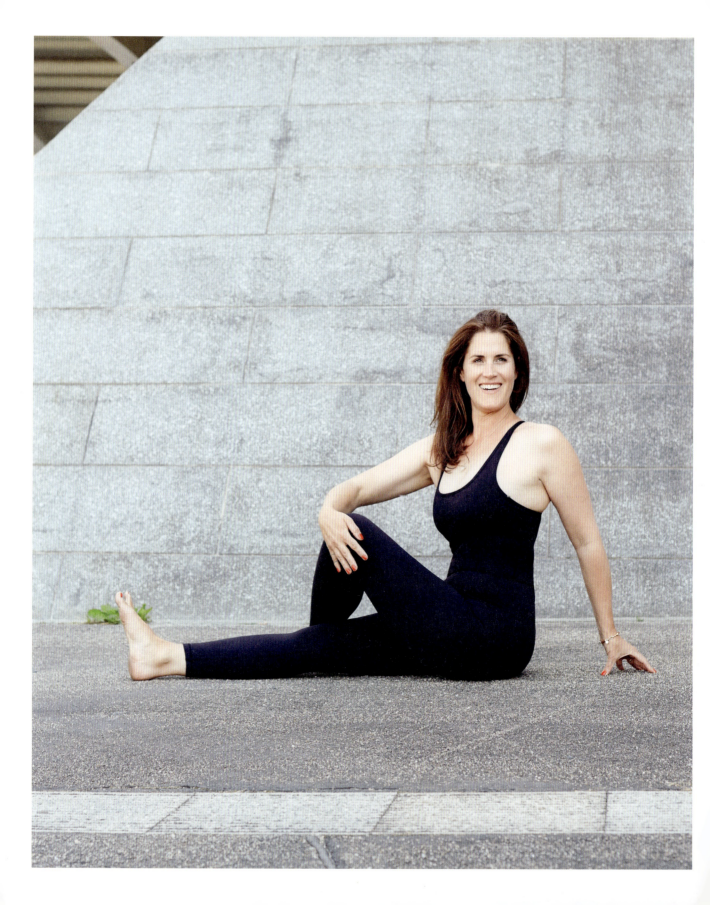

Sequencing von Twists

Twists gelten als neutralisierend und ausgleichend, das heißt, sie beruhigen den Körper, wenn er nervös ist, und beleben ihn, wenn er müde ist. Somit beruhigen Twists zum Beispiel, wenn wir sie nach Rückbeugen praktizieren, und beleben, wenn sie nach Vorbeugen oder restaurativen Haltungen geübt werden. Sie bringen das Nervensystem und das Drüsensystem zurück in die Homöostase (Gleichgewichtszustand eines Systems).

Welche Qualitäten assoziierst du mit Twists?

Wo liegt der Nutzen von Twist im Allgemeinen? Wie haben sie deine Praxis bereichert?

Deine Intentionen

Was könnten Intentionen sein in einer Klasse, in der man sich auf Twists fokussiert?
Beispiel: „Aus einer starken Mitte wende ich mich und drehe mich flexibel der Welt zu."

Überlege dir passend zu deiner Intention, was das für deine Klasse bedeutet bezüglich Tempo der Klasse, Wortwahl, Level etc.

Was können wir als LehrerInnen weiterhin tun, damit die SchülerInnen Twists erfahren und davon profitieren können?

Mögliche Peak-Positionen für eine Klasse mit einem Fokus auf Twists
// Parivrtta Ardha Chandrasana/gedrehter Halbmond
// Parivrtta Bakasana/gedrehte Krähe
// Parivrtta Trikonasana/gedrehtes Dreieck

Eigenschaften und Vorbereitung von Twists
Twists benötigen eine starke Mitte. Beginnend aus der Kraft der Beine stabilisieren wir über den Unterbauch den unteren Rücken. Um gut drehen zu können, braucht der Körper eine aufge-wärmte Muskulatur des Oberkörpers und eine Länge in den Flanken, von der Hüfte bis in die Achselhöhle. Die Wirbelsäule muss aufrecht in ihrer natürlichen Kurvenform sein, damit ein Twist gesund ist. Es ist immer ratsam, Variationen zu kennen, um alle SchülerInnen optimal unterstüt-zen zu können. Zum Beispiel kann ein gedrehtes Trikonasana mit der Hand innen am Fuß und auf einem Block praktiziert werden oder auch mit der Hand außen am Fuß und ohne Block.

Ausgleichende Bewegungen und Stellungen für Twists

Da Twists per se eine ausgleichende Funktion besitzen, muss hier meist nicht der Twist ausgeglichen werden, sondern die Kategorie, die mit dem Twist kommt; bei einer gedrehten Standhaltung wäre dies also die Standhaltung, bei der gedrehten Armbalance die Armbalance usw.

Sequencing von Vorwärtsbeugen

Technisch werden Vorwärtsbeugen so definiert, dass dabei der Oberkörper und die Beine in einem 90-Grad-Winkel zueinanderstehen. Vorbeugen wirken beruhigend und kühlend, weswegen sie perfekt gegen Ende der Praxis platziert werden können. Durch die mangelnde Flexibilität der Beinrückseiten stellen Vorbeugen für viele Menschen eine große Herausforderung dar.

Welche Qualitäten assoziierst du mit Vorwärtsbeugen?

Wo liegt der Nutzen von Vorwärtsbeugen allgemein?

Wie haben sie deine Praxis bereichert?

Deine Intentionen

Was könnten Intentionen sein in einer Klasse, in der man sich auf Vorwärtsbeugen fokussiert? Beispiel: „Werde introspektiv" oder „Wende dich dir selbst zu"

Überlege dir passend zu deiner Intention, was das für deine Klasse bedeutet bezüglich Tempo der Klasse, Wortwahl, Level etc.

Was können wir als LehrerInnen weiterhin tun, damit die SchülerInnen Vorwärtsbeugen erfahren und davon profitieren können?

Mögliche Peak-Positionen für eine Klasse mit einem Fokus auf Vorwärtsbeugen
// Utthita Hasta Padangusthasana/gestreckte Hand-am-Zeh-Stellung
// Krounchasana/der Reiher
// Janu Sirsasana/Kopf-zu-Knie-Stellung

Eigenschaften und Vorbereitung von Vorwärtsbeugen
Vorbeugen benötigen eine sehr gute Dehnung der Beinrückseiten und Integration des Oberschenkelknochens. Durch die Innenrotation der Beininnenseiten unterstützen wir die Länge im unteren Rücken. Für SchülerInnen, die in den Körperrückseiten eher unflexibel sind, empfiehlt es sich bei Vorwärtsbeugen im Stehen unbedingt, mit Blöcken unter den Fingerspitzen zu arbeiten; bei Vorbeugen im Sitzen sollte man entsprechend eine Decke unter dem Gesäß platzieren. Vor allem wenn Beschwerden im unteren Rücken oder Bandscheibenvorfälle bestehen, ist eine perfekte Ausrichtung nötig. Der Schlüssel für AnfängerInnen ist es, das Becken aufzurichten und den unteren Rücken zu verlängern.

Ausgleichende Bewegungen und Stellungen für Vorwärtsbeugen
Da es vielen SchülerInnen schwerfällt, mit einer langen Wirbelsäule in die Vorbeuge zu gehen, ist häufig schon eine einfache Aufrichtung und Streckung der Wirbelsäule als Ausgleich ausreichend, zum Beispiel flach auf dem Rücken zu liegen. Es ist nicht ratsam, von einer Vorbeuge direkt in die Rückbeuge zu gehen oder umgekehrt. Zuerst sollte immer die Wirbelsäule neutralisiert und verlängert werden.

Sequencing von Umkehrhaltungen

Grundsätzlich handelt es sich bei Umkehrhaltungen um Stellungen, bei denen sich der Kopf unterhalb des Herzens befindet oder, um eine weitere Definition zu nennen, die Hüften über dem Kopf. So ist zum Beispiel auch der nach unten schauende Hund eine Umkehrhaltung, neben den bekannten Umkehrhaltungen Kopfstand und Schulterstand. Eine physiologische Wirkung der Umkehrhaltung ist, dass der Rückfluss des Blutes aus dem unteren Körperbereich erleichtert wird. Dies bringt insgesamt eine gewisse Dynamik in die Blutzirkulation des Körpers. Eine weitere, eher mentale Wirkung des Kopfstandes ist die Möglichkeit, Gewohnheiten aufzulösen, indem wir Dinge anders tun als üblich, sie also „auf den Kopf stellen".

Welche Qualitäten assoziierst du mit Umkehrhaltungen?

Wo liegt der Nutzen von Umkehrhaltungen im Allgemeinen?

Wie haben sie deine Praxis bereichert?

Deine Intentionen

Was könnten Intentionen sein in einer Klasse, in der man sich auf Umkehrhaltungen fokussiert? Beispiel: „Perspektive wechseln"

Überlege dir passend zu deiner Intention, was das für deine Klasse bedeutet bezüglich Tempo der Klasse, Wortwahl, Level etc.

Was können wir als LehrerInnen weiterhin tun, damit die SchülerInnen Umkehrhaltungen erfahren und davon profitieren können?

Mögliche Peak-Positionen für eine Klasse mit einem Fokus auf Umkehrhaltungen
// Sirsasana/Kopfstand und Varianten
// Sarvangasana/Schulterstand

Eigenschaften und Vorbereitung von Umkehrhaltungen
Für Umkehrhaltungen muss die Schultermuskulatur gekräftigt und das Bewusstsein dafür geschaffen werden, wie die Halswirbelsäule ausgerichtet werden soll, bevor sie Belastung erfahren darf. Dies gilt vor allem für den Kopf- und Schulterstand. Außerdem ist die Stärkung der Körpermitte hilfreich, um die Balance besser halten zu können.

Ausgleichende Bewegungen und Stellungen für Umkehrhaltungen
Direkt nach einer Umkehrhaltung wie etwa dem Kopfstand ist die Stellung des Kindes angenehm. Man kann dabei zum Beispiel die Fäuste unter der Stirn platzieren, um die Halswirbelsäule neutral und lang zu halten. Nach dem Schulterstand sollte die Relation Halswirbelsäule/Schultern bewahrt werden, also keine ruckartigen Bewegungen mit dem Hals machen. Langsam wieder zum Sitzen zu kommen und einen Moment in einer aufrechten Sitzhaltung zu verweilen unterstützt den Körper dabei, den Druckausgleich wiederherzustellen.

Jede Klasse neu zu ent-
werfen mag zum Teil mühsam erscheinen
und sehr technisch wirken. Doch diese
Arbeit und Mühe hält unsere Tätigkeit als
Lehrer lebendig. Wir sind die Künstler, die eine
Dramaturgie gestalten, Energie lenken und
mit der Schönheit von Körper und Form, Atem
und Bewegung spielen dürfen. Jeder Aktion
liegt eine tiefer liegende Intention zugrunde,
und das Außen ist der Ausdruck der
inneren Schönheit, die in jedem
von uns wohnt.

ARBEITSBLATT FÜR DEINE EIGENE SEQUENZ

Erarbeite eine Sequenz zu jeder einzelnen Stellungskategorie.
Notiere dabei folgende Aspekte:

Hauptausrichtungsmerkmal(e):

Peak-Position:

Philosophisches Thema:

Vorbereitung zu deiner Peak-Position:

Ausgleich der Peak-Position:

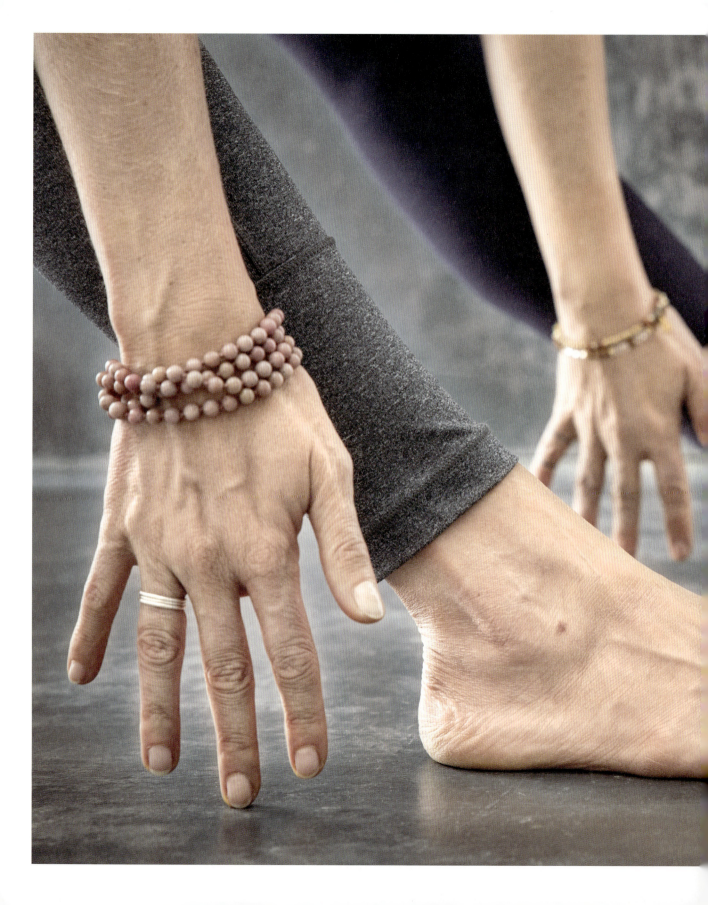

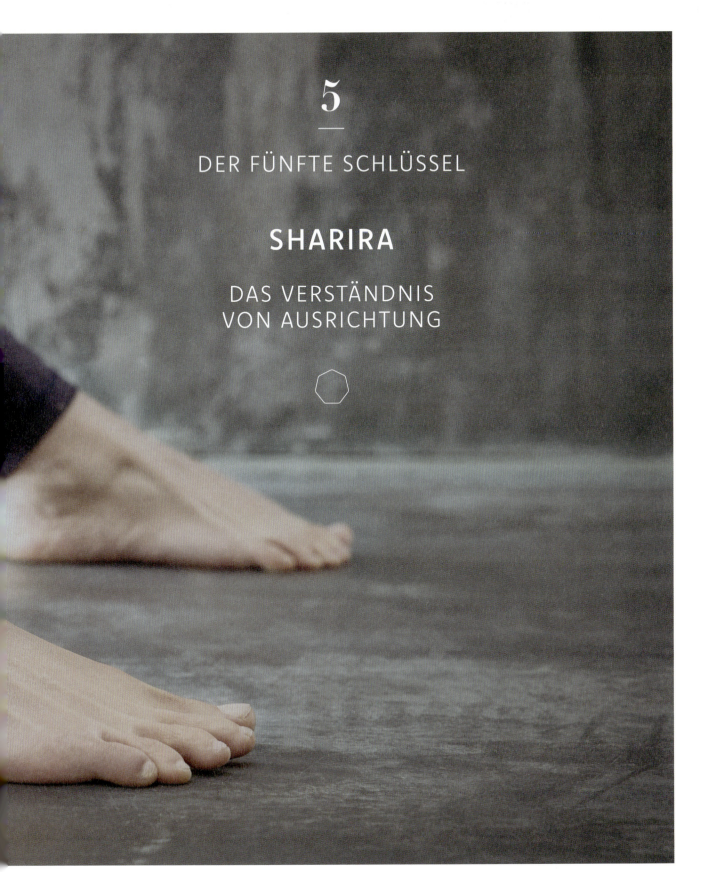

5

DER FÜNFTE SCHLÜSSEL

SHARIRA

DAS VERSTÄNDNIS VON AUSRICHTUNG

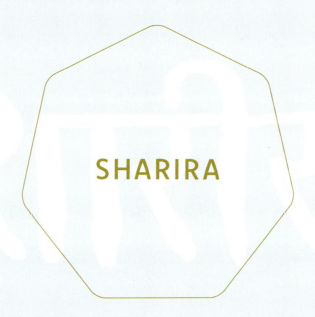

SHARIRA

Die Wissenschaft vom Körper und seinen Teilen

——

S*harira* bedeutet übersetzt so viel wie „körperlich, im Körper befindlich, aus dem Körper stammend" oder auch „die Wissenschaft vom Körper und seinen Teilen, Anatomie". So wie es unterschiedliche Yogastile gibt, so nähern sich diese auch auf unterschiedliche Weise der Ausrichtung des Körpers an. Bei *Sharira* beschäftigen wir uns also mit der Wissenschaft vom Körper und seinen Teilen, und dabei beziehen wir neben dem physischen Körper auch den Feinstoffkörper und den Kausalkörper mit ein. Über die physische Ausrichtung organisieren wir den äußeren Körper und sorgen dafür, dass die SchülerInnen sich gesund und ohne Verletzungsrisiko durch die Haltungen bewegen können. Zugleich hat die Struktur des äußeren Körpers unmittelbare Auswirkung auf den inneren, den feinstofflichen Energiekörper.

Einige wichtige Prinzipien der Ausrichtung

Stabile Basis

Überprüfe das Fundament deiner SchülerInnen. Nur wenn die Basis stabil ist, kann daraus die Yogastellung „wachsen". Die Füße (und zum Teil auch die Hände) tragen in den Haltungen viel Körpergewicht.
Die Füße sind parallel, die großen und kleinen Zehenballen sowie die innere und äußere Ferse geerdet. Durch das Ziehen des Großzehenballens zur äußeren Ferse spannst du das Fußgewölbe auf. Die Hände werden so gesetzt, dass sich das Gewicht darauf gut verteilt und die Handgelenke nicht zu sehr belastet werden. Jeder einzelne Fingerballen drückt, oder krallt sogar, in die Erde. Die Innen- und Außenkanten sind gleichmäßig belastet und das Handgewölbe ist aufgespannt wie ein kleines Zelt.

Gelenk über Gelenk

„Gelenk über Gelenk" ist eine hilfreiche Instruktion für die Ausrichtung und sichert eine neutrale Haltung des Körpers. Es bedeutet, dass wir zum Beispiel im Stand das Kopfgelenk in einer Linie mit den Schultern ausrichten, entsprechend die Schultern über den Hüftgelenken, die Knie unter den Hüften und schließlich noch das Knie und Fußgelenke in eine Linie bringen. Dadurch entsteht eine aufrechte Achse oder ein Lot im Körper und die Belastung der Gelenke wird minimiert.

157

Integration und Expansion

Um die Sicherheit und Stabilität in jeder Stellung zu gewährleisten, folgen wir dem Prinzip der Integration. Die Gelenke finden Halt und die Belastung wird reduziert, wenn Gelenkskopf und -pfanne optimal integriert sind. Das hat automatisch eine Auswirkung auf die allgemeine Position des Körpers. Nachdem also muskulär und artikulär Stabilität aufgebaut wurde, folgt der Aspekt der Expansion. Durch aktive Ausdehnung des Körpers entsteht Platz und Länge. Dies vermindert die Belastung auf die Gelenke weiter und dekomprimiert die Wirbelsäule.

Stabilität und Freiheit

So wie der Flug eines Vogels kraftvoll und leicht zugleich anmutet, strebt der Yogi in der Praxis die Balance zwischen Stabilität und Freiheit an, zwischen Anstrengung und Loslassen, zwischen der Energie, die nach innen stabilisiert, zur Mittelachse und den Kernlinien hin, und der Energie, die nach außen expandiert.

„Bei der Ausrichtung geht es nicht darum,
zu etwas zu werden, was du nicht bist.
Es bedeutet geschickter mit dem umzugehen,
was du hast."

Barbra Noh

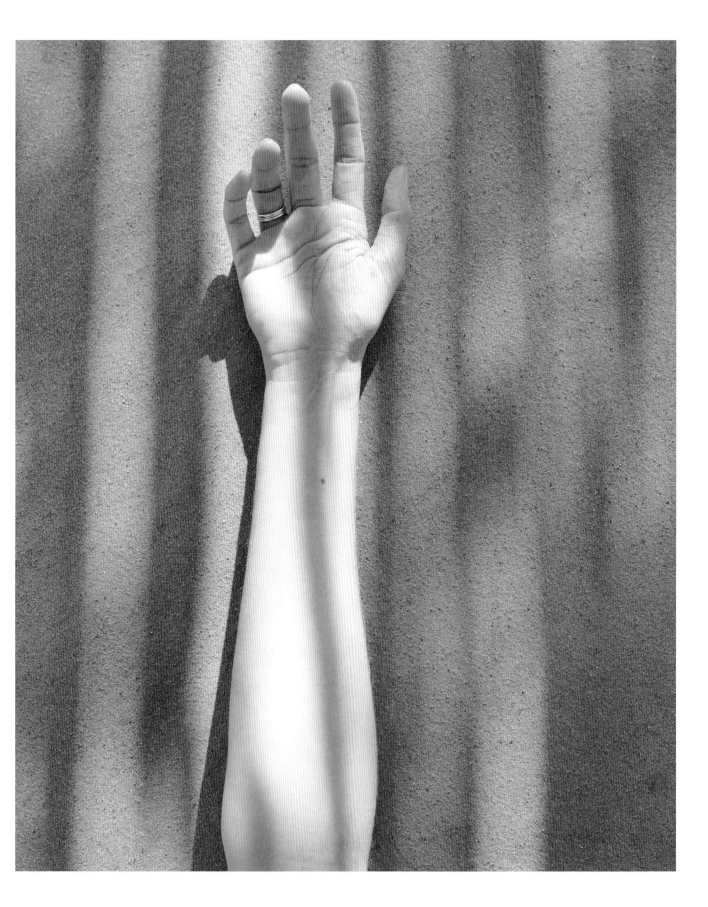

DIE PRINZIPIEN DES ANUSARA® YOGA

—

Da wir die Ausrichtungsprinzipien des Anusara® Yoga als ein großartiges Werkzeug für LehrerInnen und SchülerInnen kennengelernt haben, wollen wir sie hier kurz zusammengefasst vorstellen. Sie bieten eine klare Orientierung, um *Asanas* präzise auszurichten, und geben uns auch in Hinblick auf verbale und manuelle Ausrichtung einen guten Leitfaden.

Erstes Prinzip: OPEN TO GRACE

Das erste Prinzip beinhaltet zuallererst die Verbindung mit dem Atem. Sich für den Fluss des Atems öffnen bedeutet gleichzeitig, dass wir den Atem anerkennen als eine höhere Kraft, die wir nicht kontrollieren können. Dadurch entsteht eine intime Verbindung zu uns selbst und unserer Intention.
Aus dieser respektvollen Verbindung zum Atem und der eigenen Intention heraus setzen wir dann physisch die Basis (siehe oben: Stabile Basis). Nur aus einem stabilen Fundament heraus können wir wachsen und uns dem Leben gegenüber öffnen.

Weitere Aspekte des ersten Prinzips sind:
Innerer Körper leuchtet: eine sanfte, von der Atmung unterstützte Ausdehnung des Körpers in alle Richtungen. Dadurch entsteht ein Gefühl von Weite und innerem ausdehnenden Raum und Fülle.

Körperseiten lang: die Verlängerung der Körperseiten zwischen Becken und Achselhöhlen, wodurch eine Aufrichtung und Dekomprimierung aller vier Seiten des Körpers entsteht. Auch dieser Aspekt schafft Offenheit dem Leben und dem Atem gegenüber und ist gleichzeitig erholsam und heilend für den gesamten physischen Körper.

Äußerer Körper weich und *Schmelzen im Herzraum*: Diese beiden Aspekte fordern den Praktizierenden auf, die äußere Hülle durchlässiger zu machen, quasi „mit der Haut zu atmen", und betonen das Vertrauen und das Ja zum Leben.

Insgesamt ist das erste Prinzip also wie gesagt tief verbunden mit dem Atem. Es lädt uns ein, die Praxis von innen nach außen zu initiieren und aus der Verbundenheit zum Universellen und zum eigenen Selbst unsere Yogapraxis zu entfalten.

Zweites Prinzip: MUSKULÄRE ENERGIE

Die sogenannte Muskuläre Energie des Anusara® Yoga (kurz ME) ist eine nach innen festigende, Sicherheit gebende Energie, die eine aktive Einbeziehung der Muskeln erfordert. Sie lenkt Kraft und Aufmerksamkeit nach innen, verleiht uns physische Stabilität und führt uns zu uns selbst, indem wir sozusagen unseren inneren Körper umarmen. Durch die ME erhalten wir eine Struktur, die unser Selbstvertrauen stärkt und die Sicherheit vermittelt.
Es gibt drei Fließrichtungen der ME:
Haut und Muskeln werden zum Knochen herangezogen (wie eine Umarmung).
Die Gliedmaßen werden nach innen zur Körperachse gezogen (zum Beispiel: die Füße ziehen isometrisch zueinander).
Von der Peripherie und den äußeren Extremitäten wird Energie entlang der Gliedmaßen/Kernlinien in das Zentrum des Körpers gezogen.

Drittes Prinzip: INNERE SPIRALE

Dieses Prinzip verbessert die Ausrichtung der Hüften und hat direkte Auswirkung auf den unteren Rücken. Sie ist eine Spirale, die von unten nach oben aufsteigt, von den inneren Fußkanten entlang der Beine bis zum Becken und hoch in die Rückseite der Taille.
Die Innere Spirale weitet von unten nach oben und öffnet die Rückseite.
Sie dreht die Vorderseite der oberen Oberschenkel nach innen.
Sie bewegt die Oberschenkelköpfe nach hinten.
Sie weitet die Oberschenkel voneinander weg.

Viertes Prinzip: ÄUSSERE SPIRALE

Dieses Prinzip arbeitet ergänzend zur Inneren Spirale, und in Harmonie mit dieser verbessert sie die Ausrichtung des unteren Rückens und des gesamten Beckens. Sie fließt vom Becken zurück in die Füße, schiebt die Gesäßknochen Richtung Fersen, richtet das Becken auf, sorgt für Tonus im Unterbauch und für ein Gefühl von Länge im unteren Rücken.
Sie dreht den oberen Teil der Oberschenkel nach außen.
Sie bewegt den Oberschenkelkopf nach vorne.
Sie zieht die Oberschenkel zur Mittellinie.

Fünftes Prinzip: ORGANISCHE ENERGIE

Die Organische Energie steht in pulsierendem Austausch zur Musku-
lären Energie und ergänzt diese. Sie ist die expandierende Kraft, die
streckt, dehnt und weitet. Sie ist der schöpferische Ausdruck, der von
innen nach außen zum Ausdruck kommt.
Es gibt drei Fließrichtungen der Organischen Energie:
Sie dehnt vom Körperzentrum aus und verlängert entlang der Körper-
linien zur Peripherie.
Sie dehnt von der Körperachse aus in alle Richtungen und weitet zu
allen Seiten.
Sie weitet sanft vom Knochen weg.

Die fünf universellen Prinzipien der Ausrichtung im Anusara® Yoga
umfassen, wie der Name schon sagt, alle Bereiche. Sie basieren
auf einer Ordnung, die wir in der Natur und im Leben beobachten
können. Das Pulsieren zwischen Muskulärer Energie und Organischer
Energie ist in jeder Zelle des Körpers zu beobachten. Kontraktion
und Expansion ist ein Grundprinzip des Lebens und des Wachstums.
Die Organische Energie trägt auch die Qualität des „Wurzelns, um
zu wachsen" in sich. Durch das aktive Erden, das Ausdehnen vom
Zentrum des Körpers zurück in das Fundament, kann sich der Rest des
Körpers vom Zentrum aus nach oben strecken. So wächst der Körper
wie ein Samen, der keimt. Er öffnet sich zunächst nach unten in die
Erde, bevor er dann nach oben aufsteigt.

Das harmonische Zusammenspiel der Prinzipien kreiert ein feines
Abstimmen unserer Körperenergien und führt in die Ausgeglichenheit
der Bewegungen und Aktionen.

Die Kunst der Berührung:
„Hands-On" und manuelle Ausrichtung

Die Fähigkeit, unterstützende manuelle Ausrichtungen zu geben, auch „Hands-on" genannt, beginnt mit der Kunst der Beobachtung. Diese Beobachtung im Yogaunterricht ist die Gabe, unsere SchülerInnen auf allen Ebenen ihres Seins zu sehen. So beißen wir uns nicht an Ausrichtungsdetails fest, sondern begleiten die SchülerInnen dabei, sich zu entwickeln, ihre innere (intrinsische) Schönheit nach außen zu entfalten.

FÜHLEN: Das Fühlen beginnt bereits in dem Augenblick, in dem wir unsere SchülerInnen begrüßen. Unsere eigene Präsenz und innere Stabilität ermöglicht es uns, unsere Wahrnehmung zu erweitern und unsere Sinne zu verfeinern. Dadurch erfahren wir bereits im ersten Kontakt viel über den Zustand der SchülerInnen.
Festigkeit im eigenen Körper und Geist vermindert unsere Fähigkeit der Sensitivität.
Mithilfe von Zentrierung und Offenheit durch die entsprechende Praxis stellen wir sicher, dass wir präsent sind, unsere Energie im Fluss ist und sich unsere Sensitivität erhöht.

HÖREN: Es geht darum zu hören, welche Geschichten und Erfahrungen sich im Körper der SchülerInnen manifestiert haben. In einem Maße, in dem es für uns persönlich machbar und angemessen ist, hören wir den SchülerInnen zu. Durch die kurzen Gespräche mit SchülerInnen, zusammen mit dem, was uns ihre Körper sagen, erfahren wir viel über jeden Einzelnen. Jeder hat seine Geschichte, und diese Erfahrungen finden sich „verkörpert", also in unserem Körper, wieder. Die Begrenzungen und Muster, die zum Teil daraus resultieren, gilt es liebevoll zu verändern, sodass die SchülerInnen in ihre Freiheit finden können. Wichtig ist hier, dass wir den SchülerInnen nicht das Gefühl vermitteln, dass sie nicht in Ordnung seien. Unsere Aufgabe als LehrerInnen ist es lediglich, Möglichkeiten zum Wachstum und den Weg hin zu mehr Freiheit in Körper und Geist aufzuzeigen.

VERBINDEN: Verbinde dich mit den TeilnehmerInnen deiner Klasse. Wir treten in Kontakt mit jedem Schüler, sodass er sich gesehen fühlt und sicher ist, dass wir ihn in seiner Ausrichtung unterstützen und Vertrauen fassen kann in uns als LehrerInnen. Das ist die Voraussetzung dafür, dass wir verbale und manuelle Ausrichtung anwenden können. Vor allem wenn wir in die Berührung gehen, bedarf es vorab einer Verbindung.

Nachdem wir also unsere SchülerInnen fühlen, hören und eine Verbindung zu ihnen haben, treffen wir die Entscheidung für eine verbale Ansage oder eine manuelle Ausrichtung. Die Basis und wohl der wichtigste Punkt bei manueller Ausrichtung ist unsere Intention. Wir wollen jeden Schüler unterstützen, nicht korrigieren. Bevor wir Hand anlegen, sind wir uns bereits über die bestehende Schönheit der Stellung und des Menschen bewusst. Wir vermitteln dem Schüler, dass er jetzt schon ganz wunderbar in seiner Stellung steht, wir ihn lediglich darin unterstützen wollen, mehr Tiefe oder Freiheit zu erfahren. Unsere Berührung ist sicher und direkt statt suchend. Wir vergewissern uns, dass wir selber stabil sind und atmen, um die Energie des Schülers aufgreifen zu können und somit im Atemrhythmus des Schülers auszurichten. Wir wissen dabei immer genau, was wir tun und warum: Welches Ausrichtungsprinzip oder welche Qualität möchte ich im Körper der SchülerInnen betonen? Warum? Was erreiche ich damit? Dient es den SchülerInnen?

Die meisten von uns haben wahrscheinlich schon mal ein Hands-on erhalten, das sich ganz großartig angefühlt hat, und auch eines, das weniger angenehm war. Wenn du dir unsicher bist, wie viel Druck oder Kraft deine Berührung haben darf, ob du an den richtigen Stellen anfasst usw., übe mit KollegInnen oder FreundInnen. Nicht jeder von uns LehrerInnen hat viel Erfahrung im Berühren „fremder" Menschen. Grundsätzlich ist es unglaublich wertvoll, Feedback zu erhalten, um zu wachsen und zu lernen und die Schüler noch besser unterstützen zu können. Überprüfe deine Intention, deine Absicht, bevor du in Kontakt gehst. Falls du dir noch nicht ganz klar darüber bist, dann formuliere zunächst für dich, warum du SchülerInnen manuell ausrichten möchtest.

Hands-on ist eine physische Rückbewegung und Rückorientierung zum effizientesten Weg und oftmals zu einem Weg, den der Schüler allein nicht sehen konnte. Benjamin Sears

Prinzipien der manuellen Ausrichtung

Wie berühre ich?

// Erst Kontakt aufnehmen, dann in die Berührung gehen.
// Deine Berührung ist direkt und sicher statt suchend. Nimm die ganze Hand,
   anstatt nur mit den Fingerspitzen zu berühren.
// Löse die Stellung zum Teil auf, bevor du sie über dein Hands-on vertiefst.
// Finde zunächst deine eigene Position und Stabilität, richte erst dann die SchülerInnen
   aus.
// Richte zuerst den Bereich aus, der die Quelle der Hauptfehlausrichtung darstellt.
// Richte die hauptsächliche Fehlausrichtung aus,
   anstatt periphere Teile oder belanglose Fehlstellungen.
// Führe das Hands-on im Einklang mit dem Atem des Schülers aus.
// Fülle deine Hände mit Intention, bevor du Hand anlegst.
// Spreize die Finger leicht auf, sodass sie wach und lebendig sind.
// Nachdem du in Kontakt/Berührung gegangen bist, pausiere kurz,
   fühle und erfahre durch den Kontakt mehr über den Schüler.
// Führe das Hands-on erst durch, wenn genügend Vertrauen da ist.
// Deine Hände sind wie Sensoren: Du sendest die Botschaft der Unterstützung und
   Freundlichkeit; gleichzeitig bist du offen dafür, Feedback vom Schüler zu erhalten.

Grundsätzlich gilt, dass die verbale Ausrichtung Vorrang hat. Dadurch kann der Schüler noch
bewusster in die Selbsterfahrung kommen und die Stellung aus eigener Kraft und Wahrnehmung
verfeinern. Ein manuelles Hands-On birgt immer auch die Gefahr der Manipulation; gehe daher
sehr achtsam mit Berührung um.

„Möge dein Körper gesegnet sein.
Mögest du erkennen, dass dein Körper treu ist
Und ein schöner Freund deiner Seele.
Und mögest du friedlich und fröhlich sein
Und erkennen, dass deine Sinne
Heilige Schwellen sind.
Mögest du erkennen, dass Heiligkeit ist:
Achtsam, fühlend, schauend, hörend und berührend.
Mögen deine Sinne dich sammeln und dich nach Hause bringen.
Mögen deine Sinne es dir immer ermöglichen,
Das Universum und Mysterium zu feiern
Und die Möglichkeit in ihrer Anwesenheit hier.
Möge der Eros der Erde dich segnen."

John O'Donohue

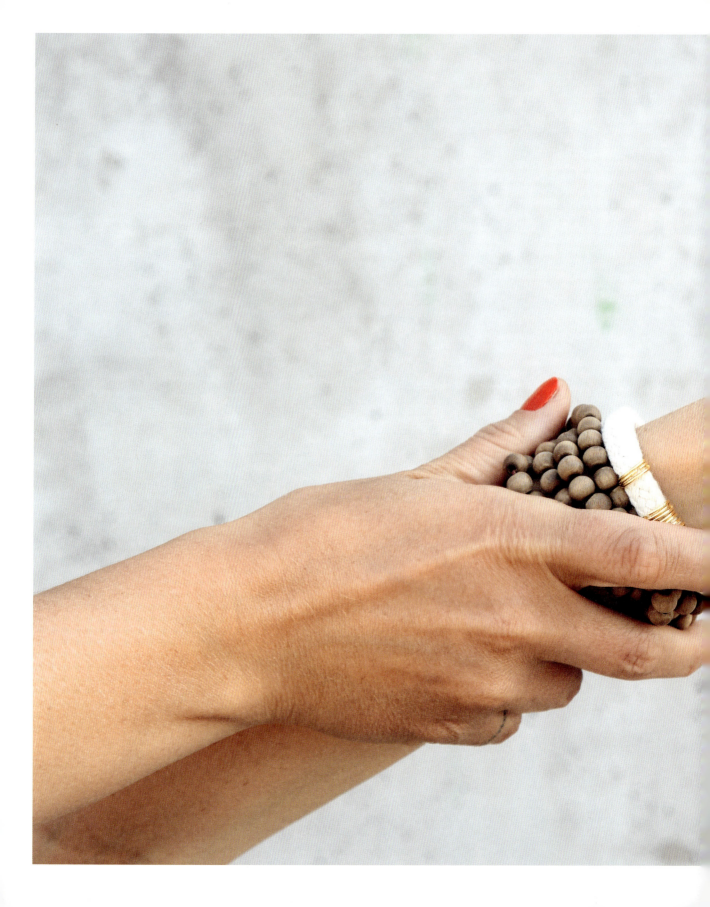

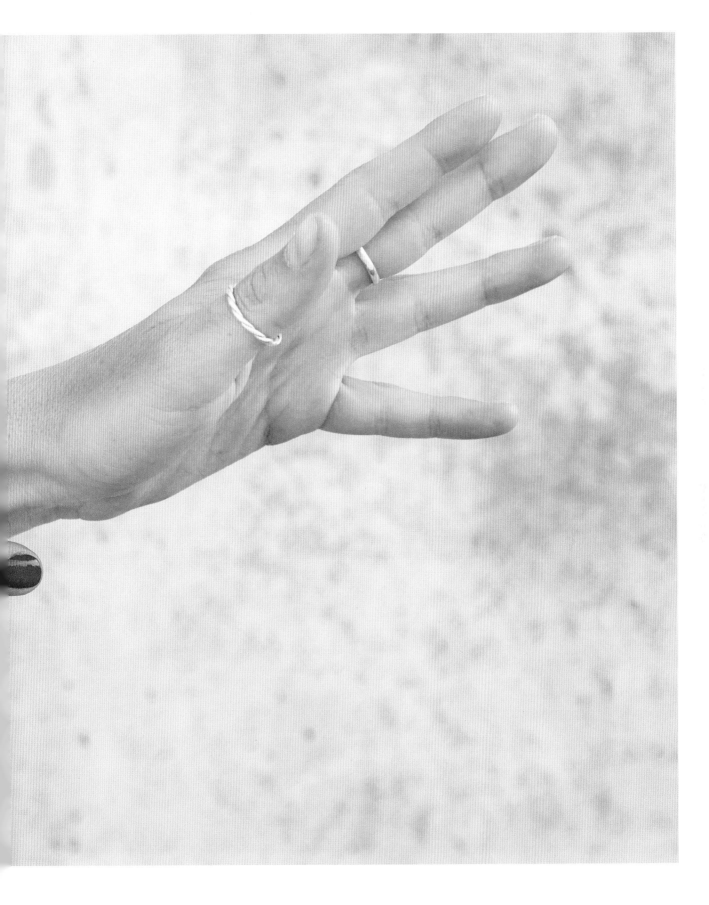

—

EINE DEMONSTRATION WIRKUNGSVOLL
IN EINE KLASSE / EINEN WORKSHOP INTEGRIEREN

—

In Yogastilen, in denen der Lehrer nicht mitpraktiziert, ist die Hauptintention des Lehrers, durch gute Beobachtung der Klasse und der SchülerInnen die Klasse verbal zu führen. Dadurch kann er jedem Einzelnen besser dienen, das Gesehene aufgreifen, um die Klasse fein zu justieren.

Komplexere oder neue Stellungen können dabei durch eine gezielte und gekonnte Demonstration eingeführt werden. Die Herausforderung dabei ist es, die Aufmerksamkeit der SchülerInnen zu halten und trotz der Unterbrechung den Rhythmus der Klasse zu bewahren. Gleichzeitig ist Demonstration ein großartiges Werkzeug des Yogaunterrichts, da viele Menschen visuelle Lerntypen sind.

Schritt für Schritt zu einer guten Demonstration:

1. Als Erstes gilt es zu entscheiden, ob du als Lehrer die *Asanas* demonstrierst oder einen Schüler dafür auswählen möchtest. Der Vorteil dabei, etwas selber zu demonstrieren, ist, dass es meist schneller geht und du weißt, dass der Aspekt, auf den du die Aufmerksamkeit lenken möchtest, in deinem Körper gut sichtbar ist. Es kann jedoch auch entmutigend sein, da der Schüler überzeugt davon ist, dass der Lehrer die Stellung ohnehin gut ausführen kann. Daher ist es oft wirkungsvoller, einen Yogaschüler aus der Gruppe zu wählen.

2. Sollten die SchülerInnen Hilfsmittel wie Blöcke oder einen Gurt benötigen, versichere dich schon vor der Demonstration, ob jeder Schüler alles an seinem Platz dafür bereitliegen hat. Denn wenn alle YogaschülerInnen erst im Anschluss die Hilfsmittel holen, kann es sein, dass sie einige Aspekte aus der Demonstration wieder vergessen haben.

3. Platziere alle SchülerInnen so, dass sie die Demonstration und Schlüssel-aktionen gut sehen können, und halte Augenkontakt zu der Gruppe.

4. Zeige eventuell erst das „fertige" *Asana* und führe den Demonstrierenden danach Schritt für Schritt in die Stellung. Konzentriere dich auf zwei bis drei Schlüsselprinzipien oder Ausrichtungsmerkmale. Vermeide zu viele Details.

5. Sorge dafür, dass der Schüler, der das *Asana* demonstriert, sich wohlfühlt, und lobe ihn.

6. Erkundige dich nach der Demonstration, ob es noch Fragen gibt. Fasse kurz die Schlüsselaspekte zusammen, bevor die SchülerInnen wieder auf ihre eigenen Matten gehen.

7. Sage ihnen, ob du sie durch die Übung führen möchtest oder sie alleine loslegen sollen. Wichtig ist, dass du die Gruppe hältst.

Eine Demonstration entfaltet vor allem dann ihre Kraft, wenn der Schüler, den du dafür ausgewählt hast, während der Demonstration über sich hinaus-wächst. Bleibe kurz und prägnant; schweife nicht ab. Halte Augenkontakt zu den SchülerInnen. Verbinde deine physische Ausrichtung mit dem Thema der Klasse. So erhält die Gruppe einen Mehrwert, der über die physische Form der Praxis hinausgeht. Und so wird eine Demonstration zu einem kraftvollen und inspirierenden Tool für deinen Yogaunterricht.

Das Tempo einer Klasse

Das Tempo ist der Herzschlag deiner Klasse.

Der Rhythmus der Klasse gewährleistet das Spiel zwischen achtsamem Fokus, Anstrengung und Dynamik und der Qualität des Loslassens, Spürens und Geschehenlassens.

Für bestimmte philosophische Themen, genauso wie für Stellungskategorien, mag jeweils ein langsameres bzw. dynamischeres Tempo nötig sein. Auch die unterschiedlichen Phasen einer Klasse erfordern ein unterschiedliches Tempo. Trotzdem ist es hilfreich, sich über einen grundsätzlichen Takt der Klasse vorab Gedanken zu machen. Dies sichert dir als LehrerIn einen Rhythmus in der Klasse, der die Energie und den Fokus der SchülerInnen hält. Auf jeden Fall solltest du das Level der SchülerInnen beachten. Richte dich dabei nach der Mehrzahl der TeilnehmerInnen. Das Tempo sollte dynamisch genug sein, um die Aufmerksamkeit der SchülerInnen zu halten, und dir gleichzeitig noch ermöglichen, den Raum zu halten, um Anweisungen zu geben, die von den SchülerInnen umgesetzt werden können.

Das Tempo ist der Herzschlag deiner Klasse.

Grundsätzlich ist der Atem der TeilnehmerInnen eine gute Vorgabe für deinen Takt. Entwickle ein Auge und ein Gefühl dafür, wie lange es für die SchülerInnen gut ist, eine Stellung zu halten. Sie sollten sich ausrichten und spüren können, aber nicht ihren Fokus verlieren oder vor Anstrengung innerlich blockieren. „Fordern, aber nicht überfordern" ist die Devise.

Das Tempo sollte als angenehm empfunden werden und stimmig zu den Inhalten deiner Klasse sein. Ein gut gewähltes Tempo stellt sicher, dass du mit deinem Plan/deiner Sequenz durchkommst und immer noch ausreichend Zeit für Savasana und den Abschluss der Klasse bleibt. Zusammen mit einer guten Sequenz sichert das Tempo eine runde und stimmige Yogaklasse.

Beispiel 1 – Thema: RUHE oder STILLE
Stellungskategorien: Vorbeugen und Hüftöffner

Das Tempo ist hier relativ langsam, hält aber einen stabilen Rhythmus. Es ist wie ein beruhigender Puls der Praxis. Im Warm-up kannst du den Takt etwas anziehen, um die TeilnehmerInnen gut aufzuwärmen und für die intensiveren Stellungen vorzubereiten. Je nach Peak-Position brauchst du dafür ihre volle Aufmerksamkeit. Deine Stimme ist klar, und du benutzt eher wenige Worte, die dafür sehr präzise und eindeutig sind. Vielleicht ist deine Stimme etwas tiefer. Auch deine Körpersprache ist ruhig, dein Stand ist geerdet. Du bewegst dich gezielt und ruhig durch den Raum. Du bist mit deinem ganzen Sein vollkommen im Einklang und Gefühl deines Themas.

Beispiel 2 – Thema: die innewohnende schöpferische Kraft, dein persönlicher Ausdruck
Stellungskategorie: Rückbeugen

Das Tempo ist hier dynamisch und etwas schneller. Deine Stimme verkörpert Freude und Lebendigkeit. Die Sprache ist aktiv und ermutigend, erhebend. Deine Körpersprache ist ebenfalls lebendig und engagiert. Auch hier bist du ganz in der Verkörperung und der Atmosphäre des Themas.

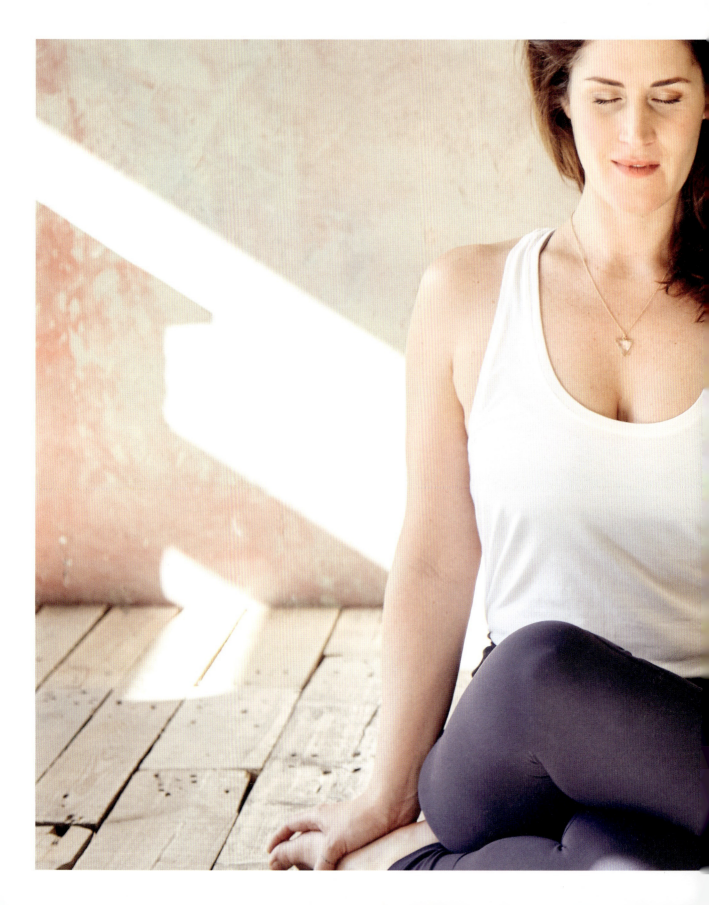

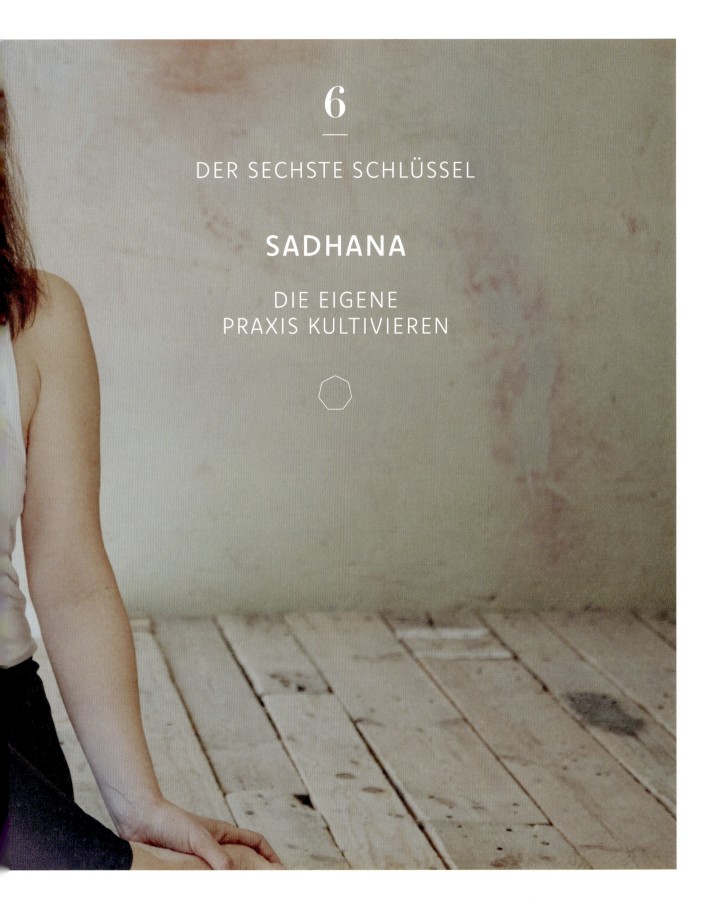

6

DER SECHSTE SCHLÜSSEL

SADHANA

DIE EIGENE
PRAXIS KULTIVIEREN

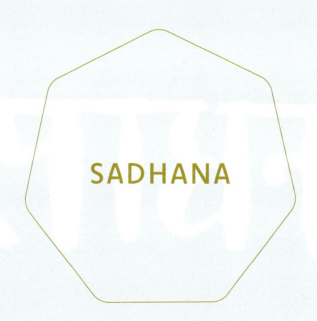

SADHANA

Deine eigene Praxis ist die Quelle für deinen Yogaunterricht

D as Sanskritwort *Sadhana* bedeutet übersetzt „spirituelle Disziplin" oder „spirituelle Praxis" und hat seine Wurzel im Verb *sadh*, was wiederum so viel heißt wie „direkt zum Ziel gehen". *Sadhana* umfasst alle spirituellen Praktiken, die unser Erwachen unterstützen. Für unser *Sadhana* benötigen wir eine Regelmäßigkeit, ein Commitment, große Hingabe und unseren ganzen Willen. Der in dieser Weise Praktizierende wird auf Sanskrit *Sadhaka* genannt.

Yoga bietet uns eine tägliche Grundlage zur allgemeinen Integration aller Aspekte unseres Lebens. Das *Sadhana* ist dabei wesentlich, um den *Sadhaka* innerlich zu stabilisieren und zu verankern, sodass das Leben mit all seinen Herausforderungen und Freuden leichter fällt. Mit unserem eigenen *Sadhana* können wir uns direkt mit der Quelle des Lebens verbinden. Es hat die Kraft, Wunden zu heilen und diese in Weisheit zu transformieren.

Gerade wenn du selbst viel Yoga unterrichtest, ist es sehr wichtig, dass du deine eigene Yogapraxis nicht vernachlässigst. Deine eigene Praxis ist die Quelle und das Fundament deines Yogaunterrichts. Du kannst nur das unterrichten, was du selbst gespürt und erfahren hast. Während deiner eigenen Übungspraxis entstehen neue Ideen, neue Sequenzen und Einsichten, die du in deinen Unterricht einfließen lassen kannst. Deine eigene Praxis verändert sich dadurch. Das ist ganz normal. Es ist wichtig, eine gute Balance zu finden zwischen dem eigenen Bedürfnis nach Ruhe, Stille und Auftanken und der Inspiration, die du durch die eigene Praxis für den Unterricht bekommen kannst. Durch die Zeit, in der wir unserer eigenen Praxis Aufmerksamkeit schenken, fließt die Lebensenergie unterstützend durch uns hindurch. Frieden und Akzeptanz entsteht. Wenn wir zu sehr mit unseren eigenen Geschichten beschäftigt und angefüllt sind und uns die Zeit nicht nehmen, um immer wieder leer zu werden und unsere Innenwelt zu reinigen, besteht die Gefahr, dass unser Yogaunterricht seicht, flach und vielleicht sogar aufgezwungen und automatisch wird.

> „Mein Rat für Yogalehrer ist persönliche Praxis. Das größte Opfer, das so viele Lehrer machen, die versuchen sich durch Yoga den Lebensunterhalt zu verdienen, ist, ihre persönliche Praxis auszulassen. Und das ist das am wenigsten Liebevolle, was du tun kannst."
>
> Rod Stryker

Als Yogalehrer hältst du den Raum für deine SchülerInnen, in dem sie sich mit ihrem Inneren verbinden können, in dem sie beten können, sich ausruhen und sich voll und ganz der Kraft des Augenblicks hingeben können. Mit dieser Ehre geht eine schöne Verantwortung einher. Die Verantwortung, dass wir uns selbst täglich die Zeit nehmen, sich mit unserem Inneren zu verbinden – auch wenn die Komplexität des Alltags und die Herausforderungen des Lebens uns als YogalehrerInnen genauso begegnen. Dieses tägliche Treffen mit uns selbst auf der Yogamatte ist ein Geschenk, das wir uns selbst machen. Es erlaubt uns, nach innen zu spüren, Bewegungen zu integrieren, uns in unserer eigenen Praxis zu verankern sowie die Lehren des Lebens aufzunehmen und zu verarbeiten. Durch unser regelmäßiges *Sadhana* verbinden wir uns mit unserer Essenz und dem Höheren, der Quelle des Lebens. Wenn wir gut angebunden sind und diese Verbindung stark ist, können wir aus uns selbst heraus gut unterrichten. Wir setzen hiermit ein Fundament für unseren Unterricht, ein Fundament der Klarheit und Präsenz, das uns erlaubt, diesen Raum für die spirituelle Arbeit der Yogapraxis auch mit unseren SchülerInnen zu teilen.

Um ein inspirierter Yogalehrer zu sein, ist es deine Pflicht, dich mit dir selbst zu deiner eigenen Praxis zu verabreden, regelmäßig auf die Yogamatte und/oder das Meditationskissen zu gehen und damit kontinuierlich an dir selbst zu arbeiten. Die eigene Meditation dient als unerschöpfliche Quelle. Durch eine regelmäßige Meditationspraxis lernst du die Stimme deines Herzens zu hören, dich mit dem spirituellen Herzen zu verbinden, dem *Hridaya*. Aus diesem Ort zu leben und zu unterrichten ist sehr wertvoll und bereichernd – sowohl für dich selbst als auch für deine YogaschülerInnen.

Wir brauchen Disziplin für unsere Übungspraxis, *Abhyasa*. Mithilfe unserer Praxis kommen wir innerlich nach Hause und können die Kraft des Augenblicks immer wieder erfahren. Wenn wir uns für die Yogapraxis als Lebensweg entscheiden und regelmäßig praktizieren, verändert sich etwas in uns und in unserem Leben. Wir beginnen unsere Einzigartigkeit zu leben und auszudrücken. Die regelmäßige eigene Praxis bietet uns einen Anker, einen sicheren Hafen im stürmischen Leben, zu dem wir immer wieder zurückkommen können und wollen.

Verliere nie deine eigene Praxis.

Hier ein paar Anregungen, um deine eigene Praxis zu Hause zu kultivieren,
zu stabilisieren und vor allem, um diese nicht zu verlieren:

// Es ist eine Entscheidung, die du triffst, täglich zu praktizieren, ganz gleich,
was auch passiert. Ganz gleich, wie dein Zeitplan aussieht, wie du dich fühlst und wie
dein Energielevel ist: Entscheide dich FÜR deine Praxis.

// Gib dir selbst ein Versprechen und stehe dazu.
Plane jeden Tag ein paar Minuten Zeit für deine Praxis ein.

// Die Yogapraxis lebt von der Regelmäßigkeit.

// Deine tägliche eigene Praxis muss nicht 90 Minuten lang sein
und kann auch über den Tag verteilt werden.

// Etabliere deine persönliche Routine und finde immer
wieder zurück zu deiner eigenen Praxis.

// Es ist wichtiger, täglich zumindest ein bisschen zu üben,
als nur einmal pro Woche eine lange Yogaeinheit zu machen.

// Nutze Pausen im Tagesablauf, um dich auf deinen Atem zu konzentrieren.

// Finde einen schönen Raum bei dir zu Hause, wo du deine Yogamatte
permanent ausgerollt hast, sodass sie dich zur Praxis einlädt.

// Nimm dir vor und nach dem Unterrichten Zeit, dich zu
zentrieren und bei dir selbst anzukommen.

„Wenn sich deine äußere Arbeit erweitert, muss deine innere Arbeit tiefer werden.“

Elena Brower

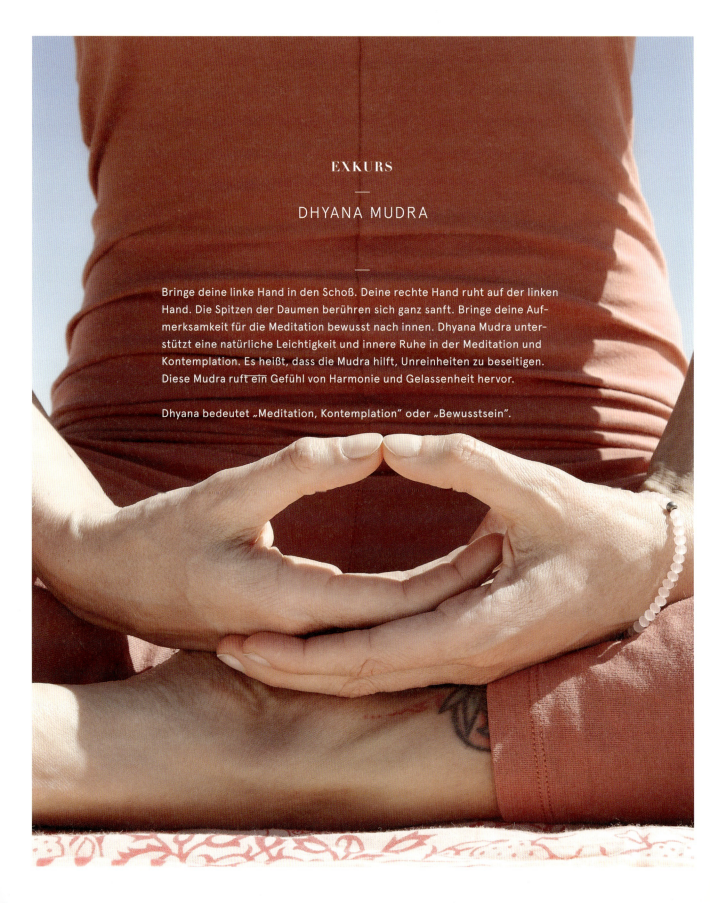

EXKURS

—

DHYANA MUDRA

—

Bringe deine linke Hand in den Schoß. Deine rechte Hand ruht auf der linken Hand. Die Spitzen der Daumen berühren sich ganz sanft. Bringe deine Aufmerksamkeit für die Meditation bewusst nach innen. Dhyana Mudra unterstützt eine natürliche Leichtigkeit und innere Ruhe in der Meditation und Kontemplation. Es heißt, dass die Mudra hilft, Unreinheiten zu beseitigen. Diese Mudra ruft ein Gefühl von Harmonie und Gelassenheit hervor.

Dhyana bedeutet „Meditation, Kontemplation" oder „Bewusstsein".

Tagesablauf für die eigene Praxis

Wir möchten dir hier einen optimalen Tagesablauf für deine spirituelle Praxis vorschlagen. Den Wenigsten von uns wird es möglich sein, so einen Tagesablauf täglich eins zu eins zu übernehmen. Darum geht es auch gar nicht. Finde anhand dieses Beispiels deinen eigenen optimalen Tagesablauf für deine persönliche spirituelle Praxis oder versuche dir einmal pro Woche/einmal im Monat einen Tag mit deinem optimalen *Sadhana*-Ablauf zu gönnen:

Guten-Morgen-Sadhana

Rise and shine:
Idealerweise stehst du vor oder mit dem Sonnenaufgang auf.
Wache sanft auf, um einen guten Ton für deinen Tag anzustimmen.
Erinnere dich an deine Träume und notiere dir Erkenntnisse aus deinen Träumen in einem Tagebuch.
Lerne allmählich, ohne einen Wecker aufzuwachen.

Reinigungsrituale:
Zunge reinigen, Zähne putzen
Neti – die Nasenspülung
Warmes Wasser, Ingwertee oder Zitronenwasser trinken
Eine Runde barfuß draußen über den Rasen gehen und den Tag begrüßen
Den Körper trocken bürsten
Abhyanga, Selbstmassage mit Öl vor oder nach der Dusche

Meditation:
Kultiviere zumindest 10 bis 20 Minuten Meditationspraxis am Morgen.
Meditiere zeitnah nach dem Aufstehen.

Asana-Praxis:
Erinnere dich vor deiner Praxis an deine Herzensintention, *Sankalpa*.
Selbst wenn es nur 10 Minuten sind – nimm dir die Zeit für ein paar *Asanas* und Pranayama-Übungen am Morgen, um gut in den Tag zu starten.
Vielleicht willst du nach deiner Morgenroutine meditieren.

Kontemplation:

Lies einen Abschnitt aus einem inspirierenden Buch und denke über das Leben nach.

Nimm dir Zeit für dein Tagebuch und notiere deine Gedanken, Gefühle und Träume.

Frühstück:

Nimm dir Ruhe und Zeit für ein nährendes Frühstück.

Sprich ein kleines Gebet vor dem Essen.

Biete deine Praxis jeden Tag zum Wohle aller Wesen an.

Im Tagesverlauf:

Verbinde dich mit dem Atem, mit dem Höheren, mit Gott und mit deiner Intention.

Kultiviere Achtsamkeit.

Guten-Mittag-Sadhana

Nimm dir ein bisschen Zeit zum Ausruhen, selbst wenn es nur 10 bis 20 Minuten sind.

Hier ein paar Möglichkeiten zur Regeneration: Viparita Karani, Yoga Nidra, Pranayama, Savasana.

Dinacharya bedeutet „Tagesrhythmus" oder „tägliche Routine". Im Ayurveda, der yogischen „Wissenschaft des Lebens", ist *Dinacharya* essenziell, um den größten Nutzen aus unserer spirituellen Praxis zu ziehen.

Guten-Abend-Sadhana

Meditation/Mantra/Gebet für 20 Minuten, bevor du schlafen gehst.

Eine gute Zeit, um ins Bett zu gehen, ist 22 Uhr.

Lasse den Tag noch einmal Revue passieren.

Übe dich in Dankbarkeit für die ganzen Erkenntnisse, Lehren und Möglichkeiten zu wachsen, die du im Laufe des Tages erhalten hast.

Kommuniziere mit deiner geistigen Begleitung und bitte um Heilung während der Nachtruhe.

Nimm ein Bad im Mondlicht, um Körper und Geist auszubalancieren und zu reinigen.

Und noch ein wichtiger Hinweis zur Nutzung von elektronischen Medien:

Gönne dir regelmäßig Pausen. Nimm wahr, ob du deine elektronischen Geräte als Fluchtmöglichkeit oder auch aus Gewohnheit benutzt.

Versuche alle Online-Aktivitäten zumindest eine Stunde vor der Nachtruhe zu beenden, besser noch zwei Stunden vorher.

Beobachte, ob du morgens direkt zum Telefon oder Computer greifst.

Gib dir Zeit, zu atmen und dich in deinem eigenen Rhythmus auszuruhen, sowohl am Morgen als auch am Abend.

Gute Zeiten für Mahlzeiten sind:

Frühstück nach Sonnenaufgang: zwischen 6 und 9 Uhr

Mittagessen zu dem Zeitpunkt, wenn das Verdauungsfeuer am stärksten ist:
zwischen 11 und 14 Uhr

Abendessen vor dem Sonnenuntergang: zwischen 17 und 20 Uhr

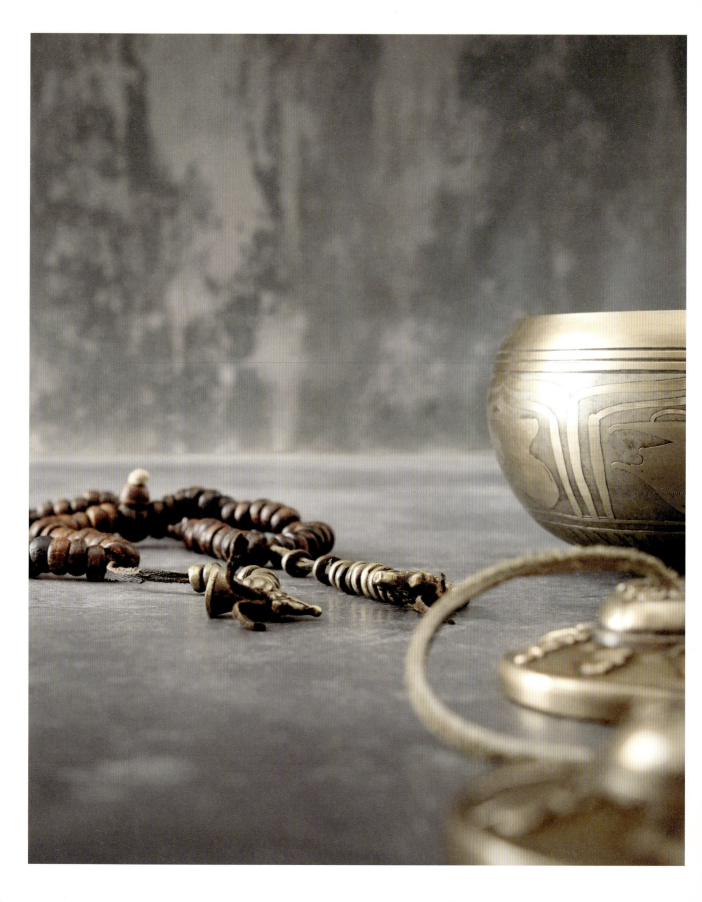

Der Aufbau eines Altars:
Schaffe einen heiligen Ort bei dir zu Hause

Baue dir einen Altar für deine tägliche Praxis. Er dient dir als Spiegelbild deines inneren Raumes und all dessen, was dich in deinem Herzen bewegt. Er ist wie ein heiliger Ort und ein Verknüpfungspunkt, der deine innere und äußere Welt miteinander verbindet.

Der Altar kann groß oder klein sein. Er kann in einer Ecke des Zimmers stehen, wo du übst. Du kannst für deinen Altar zum Beispiel eine Box benutzen, einen Karton oder einen kleinen Tisch. Deiner Fantasie sind keine Grenzen gesetzt. Ein regelmäßiger Tagesablauf und dein persönlicher Altar werden dir helfen, dich in deiner persönlichen Praxis zu verankern.

Als Objekte für deinen Altar eignen sich:
// Ein Bild von einem Heiligen, der dich berührt, oder von einem Lehrer, der für dich wichtig ist
// Ein Bild von einem *Yantra*, einem Symbol, das dir wichtig ist
// Eine Postkarte, ein Blatt Papier mit deinem *Sankalpa* oder einem für dich relevanten Zitat
// Kerzen, Blumen, frisches Wasser, Erde, eine Schale Reis
// Statuen von Buddha, Shiva, dem OM-Zeichen oder Ähnlichem
// Traditionelle Räucherstäbchen, Salbei oder Palo Santo
// Kristalle, Steine, Muscheln ...

Lass dich beim Aufbau deines Altars von deiner spirituellen Tradition leiten. Generell hat jeder Altar einen Mittelpunkt oder ein zentrales Symbol. Darunter kann man einen Stoff auf den Altar legen, wofür jedes natürliche Material in jeder Farbe geeignet ist. Man kann ihn je nach Jahreszeit wechseln oder immer dann, wenn einem danach ist.

Schließe jetzt für einen Moment deine Augen und stelle dir
vor deinem inneren Auge deinen Altar vor.
Wie sieht dein Altar aus? Wo soll dein Altar stehen?
Welche heiligen Objekte sollen deinen Altar schmücken?
Sieh deinen Altar im Geiste, wie er bei dir zu Hause steht.
Male ein Bild davon, mache eine Collage oder ein Foto von deinem Altar.
Der Altar sollte regelmäßig gereinigt und neu bestückt werden,
um den heiligen Raum zu segnen.
Jedes Mal ist diese symbolische Handlung wie ein Neubeginn, der damit verbunden ist.

ARBEITSBLATT FÜR DEIN SADHANA

Genauso wie du dir Zeit nimmst, um deinen Yogaunterricht und deine Yogaklassen zu planen, nimm dir auch immer wieder in regelmäßigen Abständen Zeit, um deine eigene Praxis zu planen. Setze deine Ziele dabei nur so, dass sie realistisch sind und dich zu deinem Sadhana motivieren.

Was sind die Ziele in deiner eigenen Praxis? Woran arbeitest du momentan?

Was sind die wichtigsten spirituellen Praktiken in deinem Leben?

Welche Praktiken möchtest du mehr in deinem täglichen Leben integrieren?

Was nährt dich?

Entwirf einen optimalen Tagesablauf für deine eigene Praxis.

„Besuchst du dich regelmäßig selbst?"
Rumi

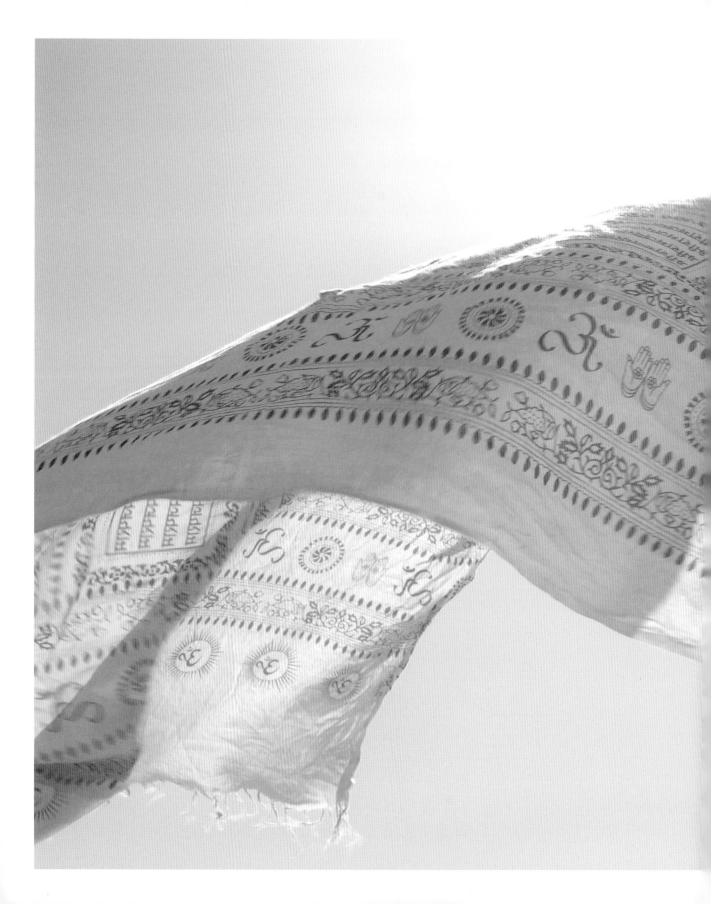

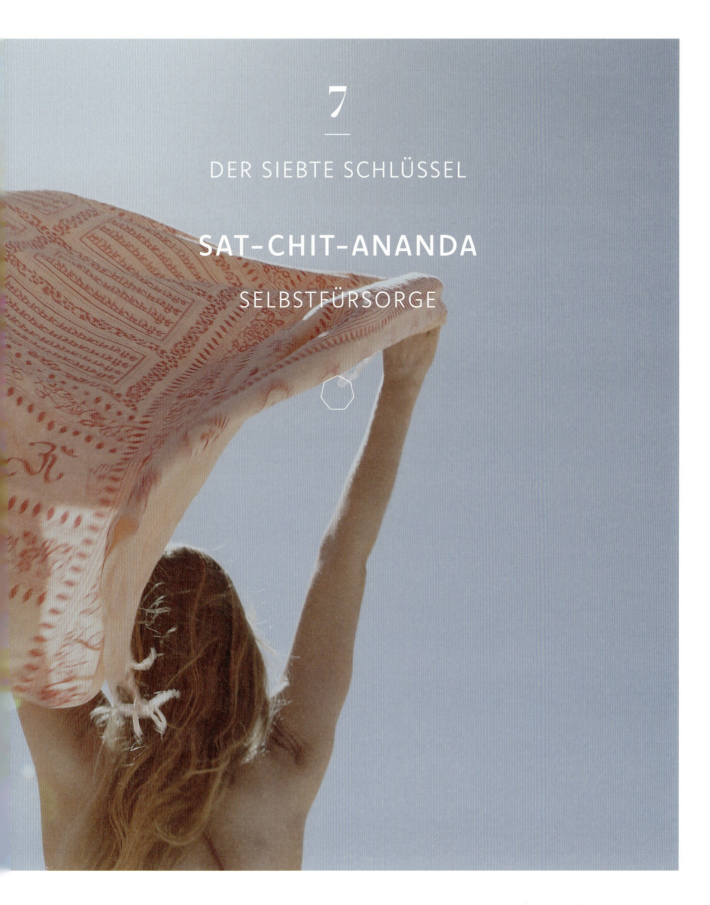

7

DER SIEBTE SCHLÜSSEL

SAT-CHIT-ANANDA

SELBSTFÜRSORGE

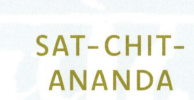

SAT–CHIT–
ANANDA

Wenn du dich um dein Selbst kümmerst, unterstützt dich das darin, deine Bestimmung zu leben

———

Da es in Sanskrit keine Begrifflichkeit für Selbstfürsorge gibt, haben wir uns bei diesem Kapitel für den Begriff *Sat-Chit-Ananda* entschieden:

Sat ist der Zustand des Seins sowie die Wahrheit.

Chit ist das Bewusstsein, der Verstand und auch das Wissen.

Ananda ist die Freude und Glückseligkeit.

Zusammengefügt zu einem Wort steht dies für die Grundaspekte des höchsten Absoluten bzw. der wahren Natur.

Wir können nur dann für andere da sein, wenn wir uns gut um uns selbst kümmern, wenn wir immer wieder in den bewussten Zustand des Seins eintauchen und selbst tiefe Freude und Glückseligkeit empfinden können. Aus einem Mangel heraus lässt es sich schwer geben. Das kann ein Mangel an Zeit, an Selbstwert oder an Selbstbewusstsein sein. Wenn wir uns im Mangel befinden, scheint uns alles, was wir geben, noch leerer zu machen. Es ist daher wichtig, darauf zu achten, wie es um den eigenen Energiehaushalt steht. Du kannst dir vorstellen, dass es mit der Energie wie mit einem Konto ist, das du jeden Tag checkst. Am Ende des Tages möchtest du immer im positiven Bereich sein. Das wird dir vielleicht nicht immer gelingen, aber das Energiekonto im Auge zu behalten ist besonders für YogalehrerInnen wichtig. Wir beschäftigen uns im Unterricht so viel mit den Energien unserer SchülerInnen und unterstützen sie dabei, ihre Energien ins Fließen zu bringen. Das dürfen wir bei uns selbst nicht vergessen. Wenn wir jeden Abend mit unserer Energie im „Minus" sind, wird es irgendwann schwer sein, das wieder aufzufüllen. Gesünder ist es, jeden Tag eine gute Balance zu finden und ihn mit Fülle abzuschließen.

Selbstliebe ist ein Ozean und dein Herz ist ein Gefäß. Lass es gefüllt sein und überschwappen in das Leben deiner Lieben. Aber erst mal kommst du selbst.

Beau Taplin

Stelle dir an Tagen, an denen du abends das Gefühl hast, mit deiner Energie im Minus zu sein, selbst die folgenden Fragen: Welche Situation oder welcher Mensch hat mich so viel Kraft gekostet? Was hat mir meine Energie geraubt? Versuche die Menschen und Situationen, die dir nicht guttun, so gut es geht zu meiden. Das ist völlig in Ordnung und richtet sich nicht gegen den anderen, sondern ist für dich. Vielleicht ziehst du aus dieser Erkenntnis die Konsequenz, lieber einmal mehr Nein zu sagen. So kannst du dann wieder aus deinem vollen Potenzial heraus Ja sagen und wirklich präsent sein. Es ist wichtig, klare Grenzen zu setzen und dich zu schützen. Die Kenntnis über dein eigenes Energielevel führt direkt in die Fülle. Selbstfürsorge hat viel damit zu tun, die eigenen Ressourcen zu kennen. Durch die Yogapraxis lernen wir uns selbst immer besser kennen, *Sva-Vidya*. Gerade auch als YogalehrerInnen gilt es, dieses Wissen und die Kenntnis deiner selbst auch im Leben anzuwenden. Was gibt dir Kraft? Was schenkt dir Energie? Wie kommst du in Balance? Die Antworten auf diese Fragen fallen bei jedem unterschiedlich aus. Finde deine eigenen Antworten und sei dir bewusst, welche Ressourcen du hast, sodass du immer dann, wenn du einen Ausgleich schaffen willst, darauf zurückgreifen kannst.

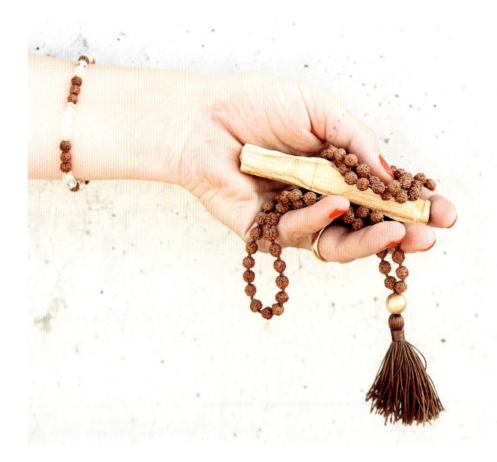

In die Balance kommen

Das Leben ist eine Reise mit Wachstum, Wandel und Herausforderungen. Wir haben die Verantwortung, angemessen darauf zu reagieren, was in unserem Leben geschieht. *Asana*, Pranayama und Meditation sind dafür wundervolle Werkzeuge, die wir immer besser anwenden können, um unseren Körper und Geist auszubalancieren. So helfen uns die yogischen Techniken und dienen unserem ganzen Körper-Geist-Seele-System. Letztendlich wollen wir nicht Yoga „machen", sondern lernen, wie wir Yoga sinnvoll als Unterstützung für unser Leben nutzen können. Wir beginnen Yoga zu leben. Yoga unterstützt uns in unserem Wohlbefinden, unserer Gesundheit und darin, uns auszubalancieren, zu entspannen, zu energetisieren – und vieles mehr. In einem weiteren Sinne hilft uns Yoga, unseren Körper, unser Herz und unser Leben aufeinander abzustimmen. Wenn wir auf dem Yogaweg weiter voranschreiten, werden wir sensibler und wissen, welche Praxis in unserem Körper und unserem Leben Ausgleich bringt. Es gibt nicht den einen feststehenden yogischen Lebensstil, auch wenn wir oftmals davon hören. Zwar gibt es gewisse grundsätzliche yogische Prinzipien, Haltungen und Absichten, aber es gibt gleichzeitig unzählig viele Ausdrucksweisen von yogischem Leben – genauso wie auch die Natur sich in ihrer Vielfalt zeigt. Jeder Yogi findet auf seinem Weg seine eigene Art und Weise, Yoga in sein Leben zu integrieren.

Alle lebenden Wesen haben einen natürlichen Instinkt, der sie zu Gesundheit und Glück führt. Diese natürlichen Kräfte in uns sind dafür gedacht, uns näher an unser Zentrum zu führen. Das Zentrum ist der Ort in uns, wo die größte Harmonie und Balance wohnt. Da ist ein konstantes Spiel von unterschiedlichen Kräften, die uns alle nicht nur am Leben halten, sondern uns auch aufblühen lassen. Der Körper nimmt Nahrung auf und verarbeitet sie, die Lungen atmen Sauerstoff ein, das Herz schlägt und ruht sich für einen Moment aus, wir schlafen und erwachen wieder. Und dann gibt es noch die vielen subtilen Bewegungen von Luft, Feuer und Wasser in uns (in Form von *Prana*, *Tejas* und *Ojas*), den Energiefluss und das Bewusstsein. All diese Kräfte arbeiten ständig daran, in uns zur Balance zu finden. Lass uns dies am Beispiel des schlagenden und ruhenden Herzens genauer betrachten: Das Herz braucht beide Aktionen, um seine Aufgabe richtig auszuführen. Beide Aktionen im Einklang bringen das Blut zum Fließen. Das Herz kann sich nicht nur auf eine Aktion allein konzentrieren und die andere vernachlässigen; beide sind für die gesunde Funktion des Herzens wichtig.

Was können wir vom Herzschlag lernen? Wir können beobachten, dass die zwei Polaritäten des „Schlagens" und „Ruhens" sich ergänzen und für die Funktion des Herzens wichtig sind. Nur zusammen finden sie den Ausgleich und die Kraft, uns am Leben zu halten. Wie können wir das in unser Leben übertragen? Wir müssen verstehen, dass wir für die Extreme, die wir im Alltag erleben, immer wieder einen Ausgleich schaffen müssen. Letztendlich suchen wir die perfekte Balance, sodass wir nicht nur am Leben bleiben, sondern wachsen und erblühen können. So wie uns der Herzschlag am Leben hält, hilft uns die Yogapraxis, uns auszudehnen und uns selbst zu verwirklichen. Wenn wir uns um unser Selbst kümmern, nährt das unser *Dharma* und unterstützt uns darin, unsere Bestimmung zu leben.

„Und dann lernte ich,
dass die spirituelle Reise nichts
damit zu tun hat, nett zu sein.
Es geht darum, echt und
authentisch zu sein.
Grenzen zu setzen.
Meinen Raum vor allem
anderen zu ehren.

In diesem Zustand, wenn ich
mich gut um mich
selbst kümmere,
passiert es ganz natürlich,
dass ich nett bin.
Es fließt aus mir heraus,
aus Liebe, nicht aus Angst."

Michelle Olak

Deinen Rhythmus finden

Als YogalehrerInnen unterrichten wir oft abends und zu Zeiten, in denen andere Menschen frei haben, wie zum Beispiel am Wochenende. Deswegen ist es nicht immer leicht, einen gesunden Rhythmus zu finden. Gerade wenn du freiberuflich arbeitest und ungewöhnliche Arbeitszeiten hast, ist es für deine Work-Life-Balance wichtig festzulegen, wann du frei hast. Sonst kann es passieren, dass du letztendlich den ganzen Tag – von morgens früh bis abends spät – arbeitest und irgendwann ausbrennst. Unsere Empfehlung ist, dass du deinen Tag, deine Woche und dein Jahr gut planst und auch ganz bewusst Pausen, sowohl zum Ausruhen als auch zum Studieren und zur Inspiration, mit in diesen Plan einbeziehst.

Wie sieht dein Tagesablauf/Wochen- und Jahresplan als LehrerIn aus? Hast du genügend freie Zeit zwischen den einzelnen Klassen, Workshops oder Retreats zum Durchatmen? Wie viele Klassen unterrichtest du wöchentlich? Wie viele Klassen, Workshops und Retreats möchtest und kannst du unterrichten?
Entwickle und entwirf mithilfe dieser Fragen deinen perfekten Tages-, Wochen- und Jahresplan, der für dich funktioniert und stimmig ist, damit du lange Freude am Unterrichten hast.

Der Körper ist dein Tempel

Dein Körper ist ein hochintelligentes Netzwerk von harmonisch miteinander kooperierenden Systemen. Je besser du mit ihnen umgehst, umso mehr erhöht sich ihre Effizienz. Dein Körper besteht aus vielen Informationen und Energien. Wenn du ihn allerdings so behandelst, als sei er ein Auto, wird er schnell zusammenbrechen, denn dein Körper ist sehr viel mehr als eine Maschine.

Wenn wir lernen, unserem Körper mit Liebe, Respekt und Aufmerksamkeit zuzuhören, kommen wir in Kontakt mit der intelligenten Lebenskraft, die uns umgibt und durchdringt. Wenn wir uns mit unserer Innenwelt verbinden, sei es durch Yoga, Meditation oder andere spirituelle Praktiken, müssen wir den Mut haben, all das zu umarmen, was wir sind, sowohl die Licht- als auch unsere Schattenseiten. Den Mut und das Vertrauen zu haben, tiefer nach innen zu schauen, eröffnet eine Tür zu mehr Gleichgewicht und Harmonie in unserem Leben. Wenn wir mehr Raum in uns schaffen, sind wir aufmerksamer und die Energien können freier durch uns durchfließen. Der Körper wird durchlässiger und unser inneres Licht kann strahlen.

Wir sind spirituelle Wesen, die in einem menschlichen Körper leben.

Es ist wichtig, dass wir uns als YogalehrerInnen immer wieder die Zeit nehmen, still zu sein und uns für den Moment öffnen, so wie er ist. Wir üben uns regelmäßig selbst darin, einfach nur zu lauschen, wahrzunehmen und bewusst zu werden: Gedanken kommen und gehen, der Körper wird weicher und das Bewusstsein weitet sich. Es entstehen Momente, in denen sich das „Ich" auflöst und nur noch Präsenz da ist, diese ungeheure Weite des einfachen Seins. Aus diesen Erfahrungen können wir für uns selbst und unseren Yogaunterricht schöpfen. Es braucht Disziplin und Commitment, um im jetzigen Moment, in unserem Zuhause anzukommen. Wenn wir uns für den Yogaweg entschieden haben und uns regelmäßig darin üben, uns in den jetzigen Augenblick hinein zu entspannen, verändert sich etwas in unserem Leben. Entspannung und Stille sind neben unserer Bewegungspraxis wunderbare Werkzeuge, die uns dabei helfen, all das zu integrieren, was in unserem Leben vorgeht.

EXKURS: GANZHEITLICHE ERNÄHRUNG

—

Du bist, was du isst.

Für die meisten Yogis ist es ein ganz natürlicher Prozess, sich tiefgehender mit dem Thema Ernährung zu beschäftigen. Durch die Yogapraxis lernen wir unseren Körper immer besser kennen und damit auch, welche Lebensmittel uns besonders gut bekommen. Ernährung hat einen direkten Einfluss auf unseren Körper, unsere Gedanken und unser Bewusstsein. Letztendlich gilt auch hier, dass es nicht die eine richtige Ernährung für alle gibt. Wir wollen dir hier ein paar Empfehlungen geben, die sich in der yogischen und ayurvedischen Küche bewährt haben und dich als YogalehrerIn unterstützen können, ausgeglichen und gesund zu leben.

Frisch und echt: Frische, „reine" Nahrung *(Sattva)* spielt in der yogischen Küche eine große Rolle. Fast Food, stark verarbeitete Lebensmittel und Reste vom Vortag gelten als energieraubend. Versuche daher, so viele frische Lebensmittel wie möglich in deine Ernährung einzubauen, die alle Farben des Regenbogens enthalten. Während wir wacher und aufmerksamer werden, nimmt unser Verlangen nach Vitaminen, Mineralien, Antioxidantien und Pflanzennährstoffen automatisch zu.

Saisonal und regional: Sich eine Gemüsekiste vom Biobauern um die Ecke zu bestellen oder regelmäßig auf dem Wochenmarkt einzukaufen und sich auf die saisonalen und regionalen Lebensmittel zu konzentrieren, ist eine gute Grundregel für einen ganzheitlichen Ernährungsstil.

Leicht und bekömmlich: Achte darauf, dass deine Nahrung leicht und gut bekömmlich ist. Dies bedeutet zum Beispiel, dass du verdauungsfördernde Gewürze verwendest und den Verzehr von zu scharfen, öligen und salzigen Gerichten einschränkst.

Du solltest eisgekühlte Getränke und zu viel Koffein meiden. Auch wenn du gerne Kaffee magst, der Koffeinschub hält nicht lange an und beansprucht deine Nebennieren. Zusätzlich stimuliert zu viel Koffein dein Nervensystem und du kommst nur schwer zur Ruhe. Vielleicht gelingt es dir, nur noch eine Tasse Kaffee am Tag zu trinken, diese dann in vollen Zügen zu genießen und daraus ein eigenes kleines Ritual zu machen.

Reduziere Zucker: Zucker ist in vielen Lebensmitteln enthalten, nicht nur in Süßigkeiten, und ist ein unnötiges Gift, das bei einer bewussten Ernährung möglichst weggelassen werden sollte.

Trinke viel Wasser: Unser Körper besteht zu 70 bis 80 Prozent aus Wasser, und da viele Körperfunktionen von einer ausreichenden Wasserzufuhr abhängen, ist es notwendig, viel reines Wasser zu trinken (am besten frisches Quellwasser!).

Nahrung ist Medizin: Die heilsamen Inhaltsstoffe, die in vielen farbigen Gemüsesorten zu finden sind, interagieren mit unseren Genen und können physische und pathologische Prozesse verändern. Wenn wir uns von vielfältigen, farbenfrohen und vollwertigen Lebensmitteln ernähren, öffnen wir uns für ein längeres, strahlenderes Leben. Wir sind, was wir essen. Wenn du deinen Blickwinkel weitest und daran glaubst, dass alles Energie ist, dann spürst du, dass du auch mit der Nahrung, die du zu dir nimmst, unterschiedliche Informationen, Werte und Qualitäten aufnimmst. Wir haben jeden Tag die Möglichkeit, vitale und gesundheitsfördernde Lebensmittel zu konsumieren, die unseren Körper und Geist nähren, in Harmonie bringen und Vitalität schenken. Das ist eine gute Grundlage, um inspirierend und kraftvoll Yoga zu unterrichten.

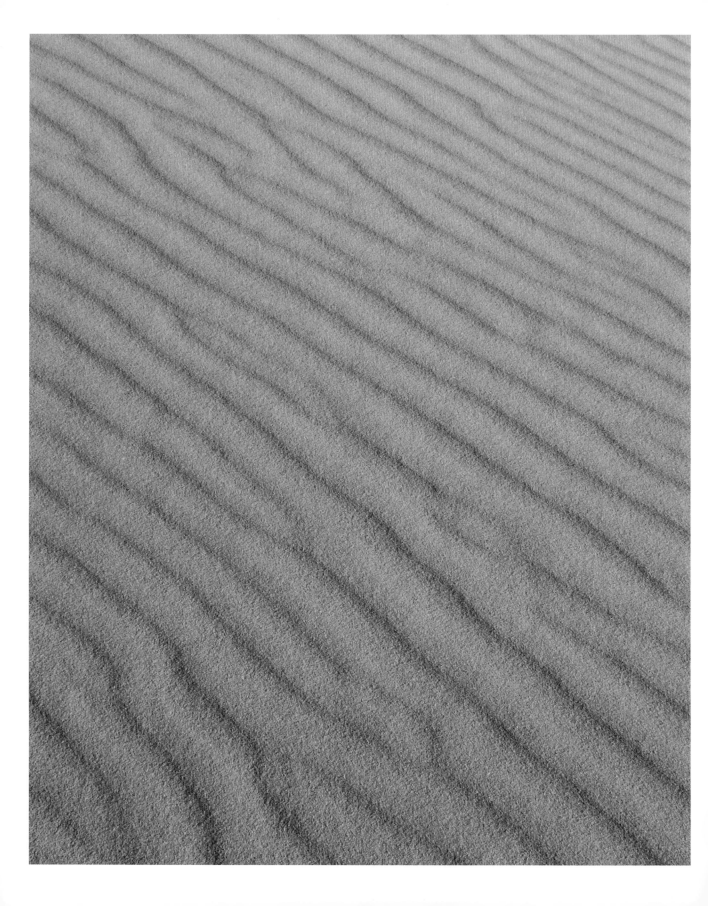

Der Einfluss der Natur

Sich mit der Natur zu verbinden spiegelt unsere Essenz wider. Die alten und traditionellen Philosophien erkennen an, dass wir alle Elemente der Natur in uns tragen. Sie manifestieren sich in unserem physischen Körper, in mentalen Eigenschaften und in unserem Temperament. Die Natur kann besonders all denen, die eine spirituelle Disziplin ausüben, viele Einsichten über die Natur des eigenen Selbst schenken. Sich regelmäßig in der Natur aufzuhalten ist eine gute Art, sich zu erden, sich zu reinigen, in den Moment zurückzufinden und mehr Klarheit für den Alltag zu gewinnen. Wenn wir viel am Computer arbeiten oder uns nur in der Stadt bewegen, können wir manchmal vergessen, dass wir letzten Endes „Natur sind". Wenn wir in der Natur sind, kann etwas Größeres übertragen werden, etwas, für das es keine Worte gibt. Die Stille und Kraft, die wir in unser Wesen aufsaugen, wenn wir in den Armen von Mutter Erde liegen und dem Moment mit unserem ganzen Körper zuhören, spiegelt eine Realität wider, die uns in die Richtung der Wahrheit führt. Und auch wenn wir nicht die Möglichkeit haben, jeden Tag in die Natur zu gehen, so können wir uns doch über verschiedene Rituale für die Kraft der Erde, des Wassers, des Feuers und der Luft öffnen und uns darüber an die ursprüngliche Existenz erinnern, an die Lebensenergie und ihre Entstehung.

Besonders wenn wir viel im Außen agieren und den Raum für YogaschülerInnen halten, ist es eine Voraussetzung, dass wir immer bei uns selbst bleiben, was besonders in dem Moment eintritt, wenn wir gut geerdet sind. Geerdet zu sein bedeutet, eine gesunde Verbindung zur Erde zu haben, in der eigenen Kraft zu stehen und ihr zu vertrauen. Wenn wir mit der Erde verbunden sind, nehmen wir wahr, wie die Energien fließen und sich spürbar erneuern. Da wir im Yoga viel mit Energien arbeiten, ist es wichtig, eine gute energetische Verbindung als Ausgangsbasis für unseren Unterricht zu haben. Es gibt im Alltag sehr viele Möglichkeiten, um sich zu erden: Das kann zum Beispiel einfach ein Blick auf den Boden sein, barfuß über Gras laufen, Nahrung zu uns nehmen, die in der Erde gewachsen ist, oder einfach mit den Händen in die Erde greifen.

ÜBUNG

—

ERDUNGSÜBUNG

—

Hier ein Vorschlag für eine kurze Erdungsübung, für die du nur einen kurzen ungestörten Moment brauchst und die du entweder direkt morgens nach dem Aufwachen durchführen kannst oder kurz vorm Unterrichten. Du kannst diese Übung im Sitzen oder im Stehen machen, so wie es für dich in dem jeweiligen Moment bequem ist und du dich wohlfühlst. Wichtig ist auch bei dieser Übung deine Intention.

Spüre den Kontakt deiner Füße oder Sitzknochen zum Boden. Stelle dir vor, dass aus deinen Füßen oder Sitzknochen Wurzeln wachsen. Sei ganz entspannt und lasse alle unnötigen Spannungen los. Lasse die Wurzeln ganz kraftvoll sein. Stelle dir vor deinem inneren Auge vor, wie sich deine Wurzeln mit Mutter Erde verbinden.

Vielleicht magst du die geistige Welt um Unterstützung und Begleitung für diese Übung/diesen Tag/deinen Unterricht bitten. Stelle dir nun eine helle Lichtkugel vor, die dich umgibt und die dir deinen natürlichen Raum gibt und dich unterstützt, ganz bei dir und in deiner eigenen Energie zu bleiben.

Lasse dich von deinem natürlich fließenden Atem immer tiefer in deine eigene Mitte tragen.

Atme nun durch deine Wurzeln ein und aus und spüre, wie die Erde dich trägt.

Wenn du diese Übung eine Zeit lang regelmäßig durchführst, ist es irgendwann völlig ausreichend, dich an diese Verbindung zu erinnern und kurz innezuhalten, um dich bewusst zu erden.

ÜBUNG

—

ÜBUNG, UM ENERGIEN ZU REINIGEN

—

Nach dem Yogaunterrichten ist es sinnvoll, sich regelmäßig einen Moment Zeit für eine energetische Reinigung zu nehmen, damit du keine fremden Energien mit nach Hause/in dein Leben nimmst. Wie auch in der Yogapraxis ist deine Intention hier besonders relevant.

Schließe deine Augen und stelle dir vor, wie alle Energien, die nicht zu dir gehören, von dir abfließen. Sieh bildlich vor deinem inneren Auge, wie alles, was nicht zu dir gehört, davonströmt. Spüre ganz bewusst in deine Mitte und atme tief und gleichmäßig in den Bauchraum. Wenn du magst, kannst du deine Mitte auch mit Licht, Energie und Liebe fluten. Du kannst dieses kleine Ritual unterstützen, indem du mit Palo Santo, Salbei oder Weihrauch den Raum um dich herum räucherst. Auch etwas Rosenwasser kann die energetische Reinigung unterstützen.

Ein wohltuendes und schönes Ritual zur Reinigung des Energiekörpers sind sowohl basische Salz- als auch Fußbäder. Diese kannst du gut mit ätherischen Ölen* ergänzen: Lavendel unterstützt dich zum Beispiel dabei, runterzukommen und deinen eigenen Geist nach dem Yogalehren zu beruhigen. Zypresse kann dir dabei helfen, loszulassen und alle Sorgen hinter dir zu lassen. Weihrauch wird das Öl der Wahrhaftigkeit genannt und hilft, die Dinge so zu sehen, wie sie sind. Weihrauch gilt als König der ätherischen Öle. Der Duft ist leicht süßlich, warm und berührt die Seele. Er unterstützt den geistigen Frieden und bringt dabei Körper und Geist in Einklang.

*Ätherische Öle sind ein wundervolles Werkzeug, die die Yogapraxis, Meditation und den spirituellen Weg unterstützen. Sie können gut zur Selbstfürsorge benutzt werden und sind auch für den Yogaunterricht eine Bereicherung. Wir arbeiten mit hochwertigen, reinen ätherischen Ölen von doTERRA. Bei Fragen hierzu kannst du dich an uns wenden. Wir beraten dich gern.

mydoterra.com/marenbrand
mydoterra.com/christinalobe

ARBEITSBLATT ZUR SELBSTFÜRSORGE

Jetzt ist der perfekte Moment dafür, neue Rituale für dich zu schaffen. Denke darüber nach, was dich nährt, was dich trägt und dir den Respekt und die Liebe entgegenbringt, die du verdient hast. Aus der Fülle heraus lässt sich mit Freude geben.

Hier findest du Impulse für verschiedene mögliche Selfcare-Rituale, die dir helfen können, dich zentrierter, vitaler und lebendiger zu fühlen:

Frische Luft

Ausgewogene Ernährung

Coaching

Nickerchen

Atemübungen

Natur

Ätherische Öle

Badewanne

Tanzen

Grüne Smoothies & frische Säfte

Meditation

Genug Schlaf

Gedichte

Blumen

Nein sagen

Positive Gedanken

Akupunktur

Langsamkeit

Singen

Aufräumen

Schreiben

Nichts tun

Freunde

Osteopathie

Sonnenschein

Liebe   Dankbarkeit

Pures Wasser   Massage

Kerzen

Heilarbeit   Musik

Spaziergang

Lachen   Sauna

Yogapraxis

Frage dich:
Wann habe ich mich das letzte Mal richtig gut um mich selbst gekümmert?

Was brauche ich, um gut für mich zu sorgen?

Womit kann ich mich nähren?

Benenne drei Dinge, die dir guttun und zum inneren Ausgleich führen.
Setze sie in den kommenden Tagen und Wochen um.

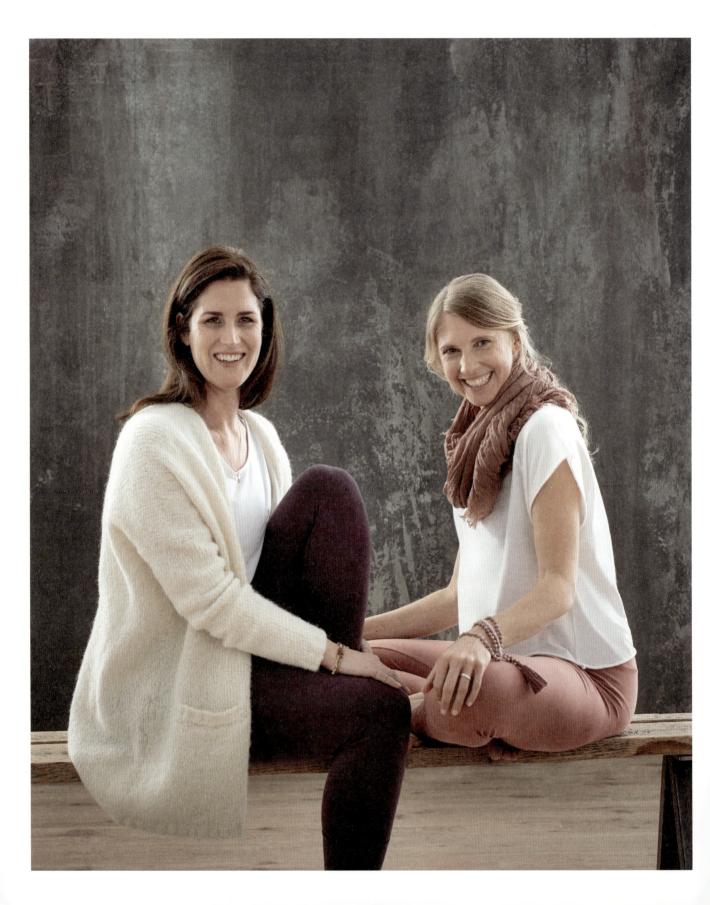

Nachgefragt:
Interviews mit YogalehrerInnen

Sich mit anderen YogalehrerInnen zu verbinden ist ein Segen. Der Austausch mit Gleichgesinnten sowohl über Yoga im Allgemeinen als auch über die eigene Yogapraxis und den Yogaunterricht im Speziellen ist sehr bereichernd. Setze dich so oft wie möglich mit anderen inspirierenden YogalehrerInnen und auch mit Menschen jenseits der Yogawelt zusammen. Tausche dich aus, frage nach und teile dich mit.

Wenn du mit dem Gedanken spielst, eine Yogalehrerausbildung zu machen, sprich die YogalehrerInnen an, die dich besonders inspirieren. Stelle ihnen all die Fragen, die dir unter den Nägeln brennen.
Wenn du dich gerade in deiner ersten Yogalehrerausbildung befindest: Nutze die Ausbildungszeit, um so viel zu fragen wie nur möglich. All das wird dir helfen, wenn du selbst beginnst zu unterrichten. Wenn du schon lange unterrichtest: Denke darüber nach, mit wem es besonders bereichernd ist, dich über Yoga und das Leben auszutauschen. Richte es so ein, dass ihr euch regelmäßig seht, sprecht und austauscht.

Wir haben für dich inspirierende YogalehrerInnen interviewt. Jede(r) von Ihnen ist einen ganz eigenen Yogaweg gegangen und teilt hier die Erfahrungen, Ängste, Freuden und Herausforderungen mit uns, wofür wir sehr dankbar sind. Du wirst sehen, wie unterschiedlich jeder einzelne Weg ist. Du wirst die einzigartige Persönlichkeit und eigene Botschaft jeder Lehrerin und jedes Lehrers aus den Antworten herauslesen können. Lasse dich von den Interviews inspirieren und ermutigen, deinen Weg weiterzugehen. Letztendlich kommt es nicht darauf an, welchen Yogastil du gelernt hast und unterrichtest. Du wirst nach und nach deinen eigenen Unterrichtsstil entwickeln und deine persönliche Botschaft finden. Die YogaschülerInnen kommen zu dir, weil sie dich hören, fühlen und erleben wollen.

Sei du selbst und zeig dich so, wie du bist!

„Sag es mir,
Und ich werde es vergessen.
Zeig es mir,
Und ich werde mich
daran erinnern.
Lass es mich tun,
Und ich werde es verstehen."

Konfuzius

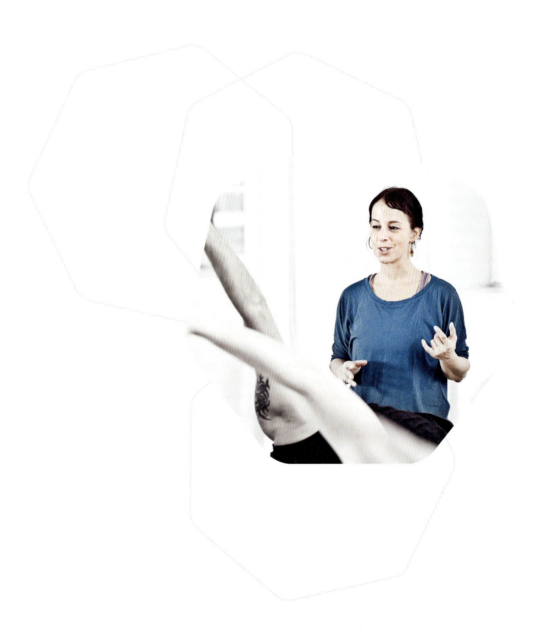

Foto ©Hannah Jung

Simone Kuhrt
—

Simone Kuhrt ist Gründerin der wunderschönen „Yogawerkstatt" in Hannover,
wo sie neben regelmäßigen Klassen und Workshops auch Yogalehrerausbildungen anbietet.
yogawerkstatt-hannover.de

Was dient dir als Inspirationsquelle für deinen Yogaunterricht?
Alles, was mich irgendwie berührt: Musik, Bücher, Natur und Begegnungen.

Warum bist du Yogalehrerin geworden?
Es gab eigentlich keinen richtigen Grund, es hat sich einfach so ergeben.

Kannst du dich an deine erste Yogastunde erinnern, die du unterrichtet hast? Ist es dir schwer-/leichtgefallen? Wie hast du dich danach gefühlt?
Ja, kann ich. Aber dadurch, dass ich davor schon lange im Fitnessbereich tätig war und schon lange unterrichtet hatte, ist mir das Unterrichten leichtgefallen. Ich habe mich danach aber sehr viel besser gefühlt als zum Beispiel nach einem Fitnesskurs.

Wie hat sich dein Yogaunterricht im Laufe der Jahre verändert?
Mein Unterricht ist sehr viel langsamer geworden und gleichzeitig genauer, was die Ausrichtung betrifft.

Was willst du angehenden oder neuen YogalehrerInnen aus deiner Erfahrung gerne für ihren Weg mitgeben?
Man sollte am Anfang so viel unterrichten wie möglich. Man lernt das Unterrichten erst richtig, indem man es tut, also durch Erfahrungen und die berühmt-berüchtigte Fehlerfreundlichkeit.

Welche Aspekte magst du am Unterrichten am meisten? Was empfindest du als herausfordernd am Beruf des Yogalehrers?
Ich empfinde mich immer mehr als Dirigent, der nur zusammen mit den Musikern (den Schülern) eine schöne Melodie kreieren kann. Ich mag also, dass es beim Unterrichten nicht um mich geht, sondern um das, was gemeinsam entsteht. Ich empfinde es als sehr herausfordernd, wenn man von Schülern auf einen Yoga-Thron gehoben wird. Das nervt mich und engt mich total ein.

Wie lautet dein persönlicher *Sankalpa* für dich als Yogalehrerin?

"

Ich fühle mich mit der Natur verbunden.

"

Wie sieht deine Selbstfürsorge aus? Was hast du für „Selfcare-Rituale"?

Ich verbringe sehr viel Zeit mit meinem Hund im Wald. Außerdem bin ich die meiste Zeit mit Menschen zusammen, die nichts mit Yoga zu tun haben, beides sehr erholsam und erdend.

Wenn du auf die Matte gehst: Was ubst du dann? Wie oft stehst du auf der Yogamatte?

Am liebsten lasse ich mich mit diversen Online-Klassen durch den Unterricht führen. Ich übe unregelmäßig. Mal vier- bis fünfmal die Woche und dann eine Zeit lang wieder nur ein- bis zwei-mal. Mittlerweile bin ich darüber hinweg, mich als schlechte Yogalehrerin zu fühlen, nur weil ich manchmal nicht täglich praktiziere.

Was sind/waren deine Ängste beim Yogaunterrichten?

Klingt vielleicht überheblich, aber ich hatte noch nie Angst beim Yogaunterrichten. Hätte es da-mals nicht geklappt und sollte es irgendwann nicht mehr klappen, dann mache ich eben was anderes.

Was ist deine größte Herausforderung am Yogalehrer-Dasein?

Die Freude am Yoga nicht zu verlieren. Wenn man sehr viel unterrichtet und eventuell sogar noch ein Yoga-Business führt, kann das Thema Yoga anfangen zu nerven. Mir ging es auf jeden Fall so. Ich unterrichte heutzutage nicht mehr so viel und dadurch macht es wieder Spaß.

Welcher Schlüssel ist deiner Meinung nach der wichtigste für einen guten und erfolgreichen Yogaunterricht?

Keine Yogalehrer-Maske aufzusetzen, das eine oder andere Prinzip immer wieder mal zu hinter-fragen und vor allem sich selbst und den eigenen Yogaunterricht bloß nicht zu ernst zu nehmen.

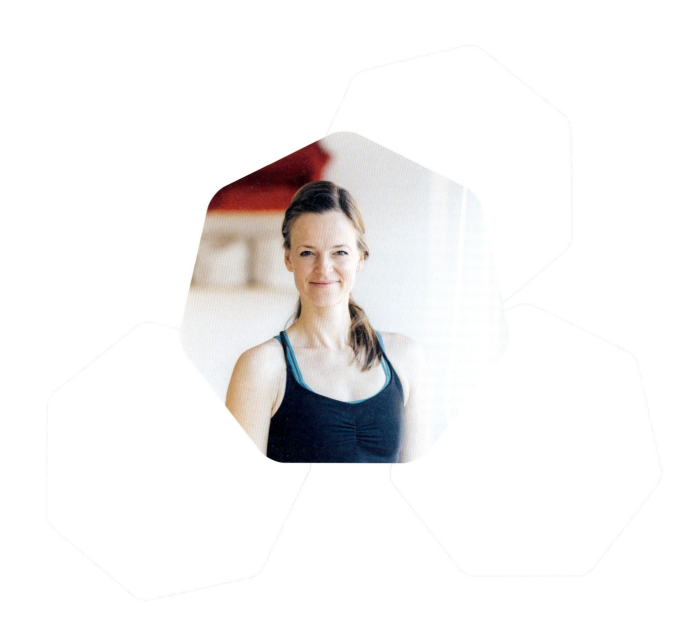

Foto ©Sarah Hähnle, Atelier Hinterhaus

Ann Kristin Höft

—

Ann Kristin Höft hat sich mit dem Yogastudio Flow in Mannheim einen Traum verwirklicht, indem sie einen Ort geschaffen hat, an dem Menschen zusammenkommen, sich wohlfühlen und einfach sein dürfen. Sie bietet dort neben regelmäßigen Yogaklassen und Workshops auch Weiterbildungen und Ausbildungen für YogalehrerInnen an.

yogaflow-mannheim.de

Was dient dir als Inspirationsquelle für deinen Yogaunterricht?

Bücher! Ich lese gerne auch Bücher quer und nur kleine Abschnitte und ziehe daraus ganz viel für den Unterricht und das Leben. Überhaupt ist mir das Leben der größte Lehrer. Die Themen, die mich selbst gerade beschäftigen, teile ich gerne mit meinen Schülern und bemerke immer wieder, dass genau das den Puls trifft. Außerdem YogaGlo, The House of Yoga, Zeitschriften …

Warum bist du Yogalehrerin geworden?

Ich habe vor vielen Jahren in einer Gemeinschaft gewohnt und damals für mich selbst Yoga praktiziert. Recht bald wollten die anderen mitmachen. So haben wir den Küchentisch rausgetragen und ich habe meine ersten Stunden da unterrichtet. Es wurde also mehr an mich herangetragen als dass ich damals selber schon wusste, wie sehr mir das liegt.

Kannst du dich an deine erste Yogastunde erinnern, die du unterrichtet hast? Ist es dir schwer-/leichtgefallen? Wie hast du dich danach gefühlt?

Ich denke, es war dort auf dem Küchenfußboden, und es ist mir recht leichtgefallen. Ich war happy, aber auch sehr zurückhaltend in meiner Euphorie.

Wie hat sich dein Yogaunterricht im Laufe der Jahre verändert?

Er hat sich sehr verändert. Ich komme ursprünglich vom Ashtanga-Yoga. Diesen Stil unterrichte ich überhaupt nicht mehr. Als sich meine eigene Praxis veränderte, war mir klar, dass ich Ashtanga nicht mehr unterrichten möchte. Ich unterrichte immer noch fließend, aber es ist viel spielerischer, und ich baue auch oft Yin- und restorative Positionen ein. Meine Stundengestaltung ist viel freier. Ich kann individueller auf die Schüler eingehen, losgelöst von einem ursprünglichen Plan. Manchmal gibt es auch keinen Plan, und diese Stunden erlebe ich oft als die lebendigsten. Oder es gibt nur eine Peak-Position in meinem Kopf oder ein inneres Thema, wonach der Unterricht Gestalt annimmt, während er stattfindet.

Ich frage manchmal auch die Schüler am Anfang der Stunde, was sie erleben wollen, und muss dann etwas aus dem Hut zaubern. Das hätte ich mich früher nicht getraut.

Ich habe von Anfang an gesungen. Früher nur in Savasana, jetzt auch mittendrin. Im Mami-und-Baby-Kurs tönen wir in den Flows, und die Babys staunen mit großen Augen. Wenn ich alle Hände

217

voll zu tun habe, die Babys bei Laune zu halten, dann bleibt mir auch manchmal nur noch die Stimme. In den Yin-Kursen verzichte ich oft bewusst auf Musik vom Band und spiele zum Beispiel die Sansula. Für mich ist es sehr berührend, die Wirkung zu erleben.

Was willst du angehenden oder neuen YogalehrerInnen aus deiner Erfahrung gerne für ihren Weg mitgeben?
Ich glaube, das Allerwichtigste ist, authentisch zu sein und sich zu zeigen. Weg von der Vorstellung, dass der Yogalehrer perfekt und unantastbar ist. Das widerspricht zwar dem traditionellen Guruweg, aber passt für mich viel mehr zu einem freudvollen Leben, in dem alles sein darf.

Welche Aspekte magst du am Unterrichten am meisten? Was empfindest du als herausfordernd am Beruf des Yogalehrers?
Ich mag die Abwechslung. Neue Yogis, fortgeschrittene Yogis, verschiedene Bedürfnisse, total unterschiedliche Tagesverfassungen ... Dies alles unter einen Hut zu bringen ist Herausforderung und Freude zugleich. Meist gibt es einen Moment in der Stunde, in dem spürbar wird, „jetzt sind alle im Boot". Das ist ein sehr schöner Moment. Ich mag es, mit vielen Menschen in Kontakt zu kommen, ohne ihren Alltags-Rucksack. Manchmal erfahre ich nach der Stunde etwas über die Profession oder über das Leben eines Schülers und bin dann froh, dass ich es nicht vorher wusste. Auf der Matte sind alle so wunderbar gleich!
Herausfordernd für mich ist sicherlich die Marketing-Seite. Homepage, Facebook etc. Zum einen habe ich da gelernt, Aufgaben abzugeben und zum anderen aber auch loszulassen von der Idee, dass alles digital/vernetzt/mega-up-to-date sein muss. So habe ich neulich meine

Wie lautet dein persönlicher *Sankalpa* für dich als Yogalehrerin?

Creating space for authentic connection to yourself and others.

Räume schaffen für authentische Begegnung mit sich selbst und anderen.

Liebe zur Collage wiederentdeckt und gestalte meine Aushänge einfach ganz analog mit Schere und Pritt-Klebestift. Ich habe enorm viel Spaß dabei und das Feedback ist toll.

Wie sieht deine Selbstfürsorge aus? Was hast du für „Selfcare-Rituale"?

Ich würde sagen, dass mich meine Achtsamkeit schützt. Wenn ich bemerke, dass ein Schüler mich triggert oder dass jemand sehr viel Aufmerksamkeit will oder … dann ist meine Gesundheitsvorsorge, dies zu bemerken und für mich zu schauen, was es mit mir macht: Ob es ein Thema in mir berührt, und dann bin ich dankbar, dass ich lernen kann. Oder ob ich mich abgrenzen muss, und dann lerne ich auch. „Nein sagen" ist auch ein großes Selfcare-Ritual, an dem ich selbst noch viel übe.

Ich schließe oft die Augen. Am Anfang der Stunde gerne auch mal etwas länger. Dadurch gebe ich mir und meinen Schülern Zeit, bei sich anzukommen. Ich fordere auch während der Stunde dazu auf, in sich hineinzuhorchen. Ich möchte damit die Achtsamkeit der Schüler sich selbst gegenüber fördern, und dadurch findet eine Verlagerung vom Yogalehrer/Heiler zu mehr Eigenverantwortlichkeit statt, die mich entlastet.

Wenn du auf die Matte gehst: Was übst du dann? Wie oft stehst du auf der Yogamatte?

Seit ich Mami und Studioinhaberin bin, hat sich meine eigene Yogapraxis leider sehr reduziert. Ich übe eher kleine Sequenzen, spüre in einzelne Positionen rein. Der Vorteil bei langjähriger Praxis ist wirklich, dass ich sehr schnell anknüpfen kann. Ich komme sehr schnell bei mir an.

Was sind/waren deine Ängste beim Yogaunterrichten?

Inzwischen habe ich keine Ängste mehr, Yoga zu unterrichten. Aber am Anfang hat es die oft gegeben. Ich habe das Studio in einer fremden Stadt eröffnet und kannte niemanden. Da habe ich oft alleine dagesessen, weil niemand gekommen ist, und ich hatte Angst, dass mein Angebot keine Resonanz findet.

Was ist deine größte Herausforderung am Yogalehrer-Dasein?

Das Leben! Dadurch, dass ich mich immer mehr öffne, bietet mir das Leben immer neue Herausforderungen! Ich lege meine Offenheit nicht nach den Unterrichtsstunden ab und habe, davon bin ich überzeugt, mit meinem Yogalehrer-Dasein eine konstante Veränderung eingeladen.

Wobei hättest du dir gerade am Anfang mehr Unterstützung gewünscht?

Ich hätte mehr Menschen an meiner Seite gebraucht, die an mich glaubten.
Es gab einige Skeptiker.

Was ist für dich der wichtigste Schlüssel für einen guten und erfolgreichen Yogaunterricht?

Sich trauen, seinen ganz eigenen Stil zu finden. Sich auszuprobieren und dabei nicht so ernst zu nehmen. Seiner Intuition zu trauen und dabei selbst Spaß zu haben.

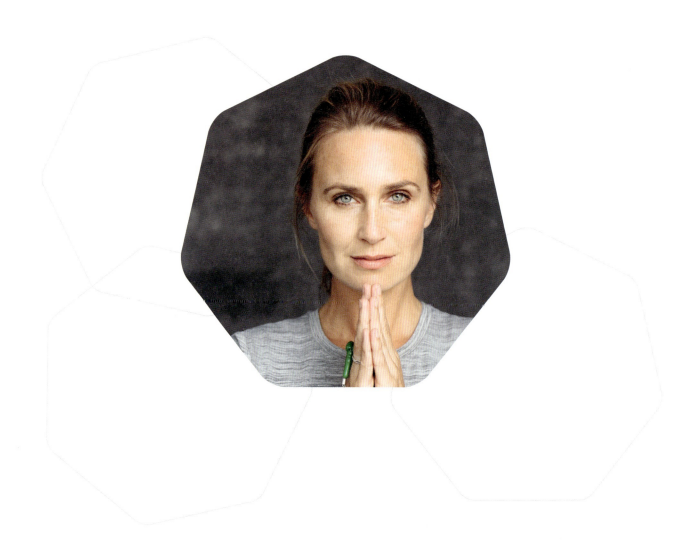

Foto ©Julia Grossi

Stine Lethan

—

Stine Lethan ist Dänin, unterrichtet Retreats und Workshops sowie regelmäßige Yogaklassen bei Spirit Yoga Berlin, wo sie auf Grund ihrer langjährigen Erfahrung auch Teile der Ausbildung unterrichtet.

stinelethanyoga.com

Was dient dir als Inspirationsquelle für deinen Yogaunterricht?

Vieles. Die Natur, ein Gedicht, ein Lied, eine Yogaklasse, die mich inspiriert hat, die Tanzklassen, die ich besuche, ein Gespräch mit einer Freundin, ein Film, Urlaub mit meiner Familie.

Warum bist du Yogalehrerin geworden?

Ich war früher professionelle Tänzerin und habe hart gearbeitet, um meinen Traum zu verwirklichen. Ich habe Modern Dance studiert, aber um genug Geld zu verdienen, habe ich viel Kommerzielles gemacht. Shows für Fashion und Events haben Spaß gemacht und ich bin auch viel gereist, aber ich fühlte mich leer und hatte eine Sehnsucht, bei meinem inneren Zuhause anzukommen. Ich habe gesucht, bin nach Indien und habe dort Yoga kennengelernt und gefunden.

Kannst du dich an deine erste Yogastunde erinnern, die du unterrichtet hast? Ist es dir schwer-/leichtgefallen? Wie hast du dich danach gefühlt?

Ich habe die Yogaausbildung 2005 bei Spirit Yoga gemacht und habe eigentlich gleich danach angefangen zu unterrichten. Das Unterrichten war mir nicht fremd, da ich jahrelang Kindertanz unterrichtet habe, aber trotzdem war es, wie eine neue Sprache zu lernen. Ich hatte so einen Respekt vor dem Material und hatte Angst, etwas nicht richtig zu machen. Es hat mir geholfen, dass meine Lehrerin Patricia Thielemann zu mir sagte, dass ich einfach nur das unterrichten soll, was ich auch bereits selber erfahren habe. Ich glaube, die allererste Yogaklasse, die ich je unterrichtet habe, war eine 90-Minuten-Klasse und die ganzen 90 Minuten waren Sonnengrüße. Ich hatte kein Gefühl für Timing. Danach war ich erleichtert, dass die Klasse vorbei war, und wusste, wie lang die Sonnengrüße dauern.

Wie hat sich dein Yogaunterricht im Laufe der Jahre verändert?

Im Laufe der Jahre hat sich mein Unterricht sehr verändert. Ich war am Anfang sehr weit weg von dem, was ich kannte, dem Tanzen. Ich habe ausschließlich die Basis des Yoga gelehrt. Ich musste die *Asanas* erst verstehen und erfahren, alles in seine Einzelteile zerlegen. Jetzt ist es super flowy, feminin, sehr organisch und greift ineinander.

221

Was willst du angehenden oder neuen YogalehrerInnen aus deiner Erfahrung gerne für ihren Weg mitgeben?

Bleibe dir selber treu. Glaube an dich und folge deinem Herzen. Lerne, übe und erfahre. Strahle von innen nach außen, dann bist du authentisch in deinem Unterricht. Unterrichte das, was du erfahren hast.

Welche Aspekte magst du am Unterrichten am meisten? Was empfindest du als herausfordernd am Beruf des Yogalehrers?

Ich mag, dass ich selber meine Klasse kreieren kann. Ich liebe es, eine Gruppe zu führen und einen Raum zu halten mit einer bestimmten Atmosphäre, Stimmung und Musik. Ich mag dieses konstante Spiel zwischen Geben und Empfangen, zwischen Lehrer und Schüler. Ich liebe es, auf eine Energiereise zu gehen mit den Schülern, bei der Heilung entstehen kann. Es ist nicht leicht, eine Familie zu haben und zwei kleine Kids, wenn man Yogalehrerin ist, weil die „Prime Time" für Klassen abends oder am Wochenende ist.

Ich finde es herausfordernd, wenn ich mich leer und erschöpft fühle und abends unterrichten muss und die Schüler sich genauso erschöpft und leer fühlen wie ich.

Ich mag nicht diese Konkurrenz zwischen den YogalehrerInnen und diese viel zu „direkt in your face"-Marketing-Kultur, was wirklich extrem weit weg von dem ist, was Yoga in Wirklichkeit bedeutet.

Wie sieht deine Selbstfürsorge aus? Was hast du für „Selfcare-Rituale"?

Ich gehe zweimal pro Woche zum Yoga und einmal pro Woche zum Tanzunterricht. Ich mache ein- bis zweimal pro Jahr eine Weiterbildung in Yoga, Coaching, Tanz oder Massage. Ich mache jeden Morgen Kerzen an und gehe oft in die Badewanne. Ich gehe oft Essen. Ich gehe zur Pediküre und in die Sauna. Ich höre zu Hause laut Musik und tanze.

Wenn du auf die Matte gehst: Was übst du dann? Wie oft stehst du auf der Yogamatte?

In Berlin übe ich am liebsten mit anderen und genieße es, unterrichtet zu werden. Zu Hause mache ich Yin-Positionen. Oft Twists, leichte Umkehrhaltungen, Vorbeugen, Hüftöffner und Seitenöffner. Nichts Yang-Betontes.

Was sind/waren deine Ängste beim Yogaunterrichten?

Wenn ich zum ersten Mal an einem neuen, fremden Ort einen Workshop gebe und niemand mich kennt, habe ich manchmal aufgrund meiner Herkunft aus Dänemark Angst, dass die Leute meine Art, mich auszudrücken und Inhalte zu vermitteln, nicht verstehen.

222

Was ist deine größte Herausforderung am Yogalehrer-Dasein?

Meine größte Herausforderung am Yogalehrer-Dasein ist, das Yoga, was ich an die Schüler vermittle, selber zu Hause im Umgang mit meinem Mann und meinen Kindern zu praktizieren.

Wobei hättest du dir gerade am Anfang mehr Unterstützung gewünscht?

Damals in meiner Ausbildung war ich die einzige Ausländerin. Ich habe mich mit meinen Sprachproblemen in der Unterrichtssituation oft alleine gefühlt. Ich hätte gern eine ausländische Yogalehrerin als Vorbild gehabt, die auf Deutsch poetisch und mit Gefühl und trotzdem mit Struktur, Alignment und Klarheit spricht.

Mittlerweile ist das ganz normal, dass Leute aus der ganzen Welt in Berlin eine Yogalehrer-Ausbildung machen und lernen, auf Deutsch zu unterrichten. Ich weiß jetzt, dass ich ein Vorbild für andere ausländische neue YogalehrerInnen bin.

Was ist für dich der wichtigste Schlüssel für einen guten und erfolgreichen Yogaunterricht?

Erfahrung, Wissen, Rhythmus/Timing/Peak-Point, Herzlichkeit, Strahlkraft, Authentizität, Autorität. Die Yogaklasse muss mich berühren, und ich muss mich wie eine Blinde zur Essenz der Praxis (ver)führen lassen.

Wie lautet dein persönlicher *Sankalpa* für dich als Yogalehrerin?

99

Yoga is an inner outstretch from the heart and essence.

Yoga ist ein inneres Ausstrecken aus dem Herzen und aus der Essenz.

66

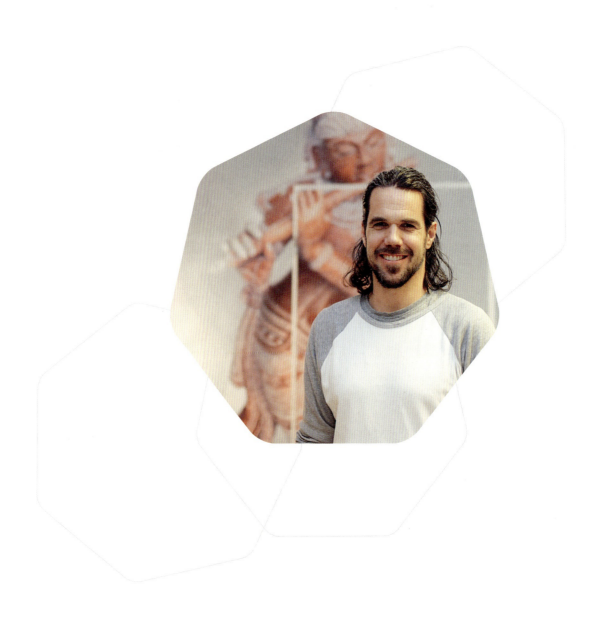

Foto ©privat

Lothar Wester
—

Lothar Wester, Gründer der „Vedas Yogaschule Paderborn", bietet sowohl eine Weiterbildung „beyond asana" als auch eine dreijährige Yogalehrerausbildung an und ist seit vielen Jahren regelmäßig in Indien. Eine Indienreise ist auch Teil seiner Ausbildung.
yogapaderborn.de

Warum bist du Yogalehrer geworden?

Vor 25 Jahren habe ich eine Yogalehrer-Ausbildung begonnen, ohne das Ziel des Unterrichtens vor Augen zu haben. Als ich es jedoch im kleinen Rahmen ausprobiert habe, sind immer mehr Leute gekommen, sodass ich meinen damaligen Job kündigen konnte und seitdem gut vom Yogaunterricht leben kann.

Kannst du dich an deine erste Yogastunde erinnern, die du unterrichtet hast? Ist es dir schwer- oder eher leichtgefallen? Wie hast du dich danach gefühlt?

Meine erste Yogastunde war eine Lehrprobe im Rahmen einer Ausbildung. Da war ich sehr nervös, weil es auch Prüfungscharakter hatte.

Wie hat sich dein Yogaunterricht im Laufe der Jahre verändert?

Wo ich mich früher noch auf jede Stunde vorbereiten musste, sind es heute nur noch ein paar wesentliche Bausteine einer Yogastunde, die ich jede Woche für alle Gruppen festlege. Mittlerweile könnte ich auch ohne jede Vorbereitung Yogastunden geben und auch neue Sachen ausprobieren, ohne dass die Teilnehmer das merken.

Was dient dir als Inspirationsquelle für deinen Yogaunterricht?

Meine eigene Praxis und Lehrproben, die die Teilnehmer meiner Yogalehrer-Ausbildungen geben.

Was willst du angehenden Yogalehrern für ihren Weg mitgeben?

Dass sie ihren eigenen Yogastil entwickeln und bei allem, was jenseits der Körperübungen liegt, einen kompetenten Lehrer finden.

Welche Aspekte magst du am Unterrichten am meisten?

Dass die Teilnehmer freiwillig kommen und in der Zeit des Yogaunterrichts ganz dem folgen wollen, was der Lehrer vorgibt: keine Widerrede, keine Diskussionen …

225

Wie lautet dein persönlicher *Sankalpa* für dich als Yogalehrer?

Was auch immer geschehen mag, ich werde es gleichermaßen willkommen heißen.

Es entschärft die innere Furcht, dass etwas aus dem Ruder laufen könnte;
so kann ich dann auch behaupten, dass noch nie etwas „Schlimmes" passiert ist.
Es war alles willkommen.

Was empfindest du als herausfordernd am Beruf des Yogalehrers?

Ein Allrounder zu sein, der auch mal einen Tag im Büro mit unangenehmen Sachen verbringen kann. Es ist auch eine Herausforderung, ohne kollegialen Austausch zu sein.

Wie sieht deine Selbstfürsorge aus? Was hast du für „Selfcare-Rituale"?

Vor den Gruppen nehme ich mir Zeit für Mantren und Meditation. Ansonsten brauche ich für Yogaunterricht keinen Ausgleich, da es mich nicht wirklich fordert.

Wenn du auf die Matte gehst: Was übst du dann? Wie oft stehst du auf der Yogamatte?

Ich praktiziere täglich Japa und zwei- bis dreimal die Woche probiere ich Übungsreihen aus (für ca. 30 Minuten), die ich für den Unterricht gebrauchen kann.

Was sind/waren deine Ängste beim Yogaunterrichten?

Kann ich nicht so sagen. Da waren immer nur Herausforderungen, was Neues zu machen, wie zum Beispiel Ausbildungen, Indienreisen usw.

Auf den Unterricht bezogen vielleicht mal nach drei Wochen im Sommer mit nur wenigen Teilnehmern in der Gruppe und die Frage, ob das an mir liegt.

Was ist deine größte Herausforderung am Yogalehrer-Dasein?

Sich immer wieder neu zu orientieren, da ich weiß: Wenn ich das, was gut läuft, einfach wiederhole, wird es für mich eintönig und langweilig.

Wobei hättest du dir gerade am Anfang mehr Unterstützung gewünscht?

Selbstständig zu arbeiten hat mit immer schon gelegen und ich habe keine Unterstützung vermisst.

Was ist für dich der wichtigste Schlüssel für einen guten und erfolgreichen Yogaunterricht?

Das ich selbst davon überzeugt bin: das, was ich da unterrichte, ist ein kleiner Schritt auf einem großartigem Weg!

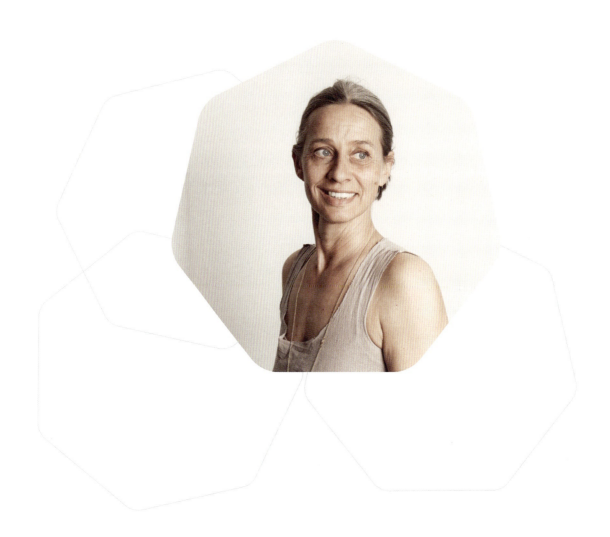

Foto ©privat

Myriam Bossert
—

Myriam Bossert bildet YogalehrerInnen und Yoga-Coaches in der Nähe von Stuttgart aus. Ihr Ansatz ist sehr ganzheitlich – sie bezieht auch integrativ systematisches Coaching und Aufstellungen in ihre Arbeit mit ein.
myriambossert.com

Was dient dir als Inspirationsquelle für deinen Yogaunterricht?
Ehrlich gesagt ... das Leben!

Warum bist du Yogalehrerin geworden?
Um Menschen über die Art und Weise, wie ich Yoga vermittele, ihrem Sein, ihrer Seele näherzubringen.

Kannst du dich an deine erste Yogastunde erinnern?
Definitiv – mit Schaudern: Es war der Eröffnungstag meines Studios und ich unterrichtete von 13.00 bis 18.00 Uhr stündlich und überforderte alle, samt mir.

Wie hat sich dein Yogaunterricht im Laufe der Jahre verändert?
Sehr! Vom flotten Vinyasa mit einem entspannenden Anfang und Ende unterrichte ich heute ein achtsames und trotzdem körperlich spürbares Yoga, in dem sich der Geist mit dem Körper sofort verbinden kann durch fein gelenkte Präzision, oder wie ich es nenne: „Bewusstsein in Bewegung".

Was willst du angehenden Yogalehrern für ihren Weg mitgeben?
Meine Intention in der Ausbildung der angehenden Yogalehrer ist es, authentisch aus dem eigenen Sein heraus zu unterrichten und nicht einer Vorstellung vom Bild des Yogalehrers zu folgen. Die meisten angehenden Yogalehrer legen sich selbst einen Perfektionsdruck für ein imaginäres Bild vom „richtigen" Yogalehrer auf, dem sie dann nacheifern. Deshalb beginnt der Yogalehrer-Weg für mich mit der eigenen (und bitte nie aufhörenden) Selbstreflexion ... frei nach dem Motto: „Warum oder für wen tust du, was du tust? Und wie du es tust?" Ist übrigens die Hausaufgabe in jedem Modul meiner Ausbildung.

Welche Aspekte magst du am Unterrichten am meisten?
Die Schönheit des Moments, wenn alle verbunden sind mit sich, ihrem Körper und dann meist auch mit der Gruppe und dem Raum. Als herausfordernd fand ich in der ersten Zeit, die Bedürfnisse, Themen und Nöte, die sich oft nach einer Stunde in einem vertrauten Gespräch zeigen durften; und ich hatte kaum Werkzeuge dazu, um wirklich unterstützen zu können. Da hilft auch

Wie lautet dein persönlicher *Sankalpa* für dich als Yogalehrerin?

Connect with your Self to be connected with others.

Mein spirituelles Ritual, ob ich unterrichte, coache oder ausbilde, ist, mich davor innerlich mit mir selbst zu verbinden und dann mit dem „Höchsten" in mir, sodass ich auch in eine gute Verbindung zu anderen gehen kann. Das trägt mich und gibt dem, was ich dann tue, eine andere Qualität.

Pranayama nicht, wenn festgefahrene Glaubenssätze über sich selbst einem das Leben schwer machen. Ich habe das als Herausforderung und Ruf an mich angenommen und mich wieder auf den Weg gemacht, mit vielen Fortbildungen in diesem Bereich. Inzwischen arbeite ich fast nur noch als Yoga-Coach und mit unendlicher Freude.

Wie sieht deine Selbstfürsorge aus? Was hast du für „Selfcare-Rituale"?
Es gibt eine wundervolle Übung, „Somatic Centering", die ich morgens und abends praktiziere, um mich bewusst mit mir zu verbinden und dies zu ankern. Arbeite ich mit Menschen, ankere ich da kurz vorher wieder, und so bleibe ich in meiner Energie und Kraft und arbeite aus meiner Mitte heraus. Das macht definitiv einen Unterschied für mich, und ich bleibe und arbeite in einer Art Leichtigkeit. So verbunden kann ich meine somatischen Marker wahrnehmen und darauf reagieren, wenn ich mir mal zu viel vorgenommen habe für einen Tag. Und ich erlaube mir die Freiheit, dann darauf zu reagieren.

Wenn du auf die Matte gehst: Was übst du dann? Wie oft stehst du auf der Yogamatte?
Meist wiederhole ich für mich kleine Sequenzen und genieße es, mich in dieser Präzision zu bewegen, sodass die Verbindung zu mir selbst nicht verloren geht ... und ehrlich gesagt: So oft steh ich nicht mehr auf der Matte, denn Yoga ist für mich am wenigsten das Absolvieren von *Asanas*, sondern mehr eine Bewusstseinsentwicklung, bei der ich den Körper als Instrument nutzen kann, aber auch anderes.

Was sind deine Ängste beim Yogaunterrichten?
Ängste sind da keine, eigentlich wirklich nur Freude ...
da ist inzwischen ja doch viel Erfahrung dabei.

Was ist deine größte Herausforderung am Yogalehrer-Dasein?
Als ich noch die Studios hatte, waren es zum Schluss sicherlich die Arbeitszeiten: jeden Abend plus Wochenende; und als die Kinder noch klein waren, war ich dann abends doch einfach nur selbst müde. Inzwischen arbeite ich nur noch an den Wochenenden (Ausbildungen) bzw. tagsüber für meine Coaching-Klienten. Das fügt sich gut ein (und die Kinder sind mittlerweile auch schon groß).

Wobei hättest du dir gerade am Anfang mehr Unterstützung gewünscht?
Selbständig zu arbeiten hat mir immer schon gelegen und ich habe keine Unterstützung vermisst.

Was ist für dich der wichtigste Schlüssel für einen guten und erfolgreichen Yogaunterricht?
Mir persönlich gefällt ein Unterricht von einem authentischen Yogalehrer, der nach dem Motto unterrichtet: „Yoga dient dem Mensch und nicht der Mensch dem Yoga."

„Leider lässt sich eine
wahrhafte Dankbarkeit
mit Worten nicht ausdrücken,
und ebenso wenig darf
sie an eine unmittelbare
Wiedervergeltung denken.“

Johann Wolfgang von Goethe

DANK

Christina & Maren möchten gemeinsam danken

Danke, liebes Team! Für eure Gelassenheit, eure Geduld und euer Engagement. Ohne euch wäre dieses Buch nicht denkbar gewesen.

Im Einzelnen sind das:

Bianca Lingner, die mit ihrem wachen und liebevollen Blick die besten Momente fotografisch eingefangen hat, uns ein unglaublich tolles Studio für das Fotoshooting organisiert hat und immer für uns da war.

Tina Paschetag, die mit ihrer Leichtigkeit und Gestaltung kreativ unsere Ideen weiterentwickelt hat und eine Form verliehen hat.

Susanne Klein, die mit ihrem Lektorats-Know-how und ihrer Klarheit alles zusammengeführt und gehalten hat.

Danke an den Verlag und das gesamte Verlagsteam für die wertvolle Arbeit, die ihr leistet.

Unser Dank gilt folgenden Kooperationspartnern für ihre Unterstützung:

YoiQi Yogawear, Casall Sportswear, Lululemon, BeeAthletica, KarmaLove, Yoga Easy

Dhavi Designs, die uns durch ihr kreatives Geschick und guten Geschmack unterstützt hat und vor allem auch mit ihrem Sanskrit-Lettering dieses Buch bereichert hat.

Lena Fingerle, deren strahlend klaren Bilder die Gestaltung des Buches abgerundet haben.

Wir danken allen YogalehrerInnen, die an diesem Buch mitgewirkt haben und denen wir für dieses Buch unsere Fragen stellen durften:

Simone Kuhrt, Ann Kristin Höft, Lothar Wester, Myriam Bossert, Stine Lethan

Young-Ho Kim für das Vorwort.

Elena Brower und Sianna Sherman für ihre Worte zum Buch.

Wir danken allen LeserInnen dieses Buches und wünschen euch auf eurem Yogaweg viel Freude, reiche Erfahrungen und gute Begleiter.

Marens Dank

Danke, Christina! Für die Buchidee und dein Vertrauen, dieses Projekt gemeinsam mit mir zu realisieren; für die harmonische Co-Kreation und den inspirierenden Austausch.

Danke, Yoga: Dafür, dass du mein Leben bereicherst, meinen Geist weitest und mir immer wieder den Weg zurück in mein Herz zeigst.

Danke, Thomas: Für deine Liebe, dein offenes Ohr und dein Da-Sein.

Danke an meine Familie. Es ist so viel wert, dass ihr voll und ganz hinter mir steht und mir so den Rücken stärkt.

Danke an meine Herzens- und Seelenschwestern – nah und fern – für die bereichernden Verbindungen.

Danke an alle Freunde für das Verständnis und den liebevoll-kritischen Blick auf mein Wirken.

Danke an alle SchülerInnen meiner Kurse, Workshops und Retreats für die Offenheit, Begeisterung und das Vertrauen, das ihr mir entgegenbringt.

Danke an alle LehrerInnen, die mich auf meinem Weg begleitet haben, insbesondere an: Randall O'Leary, Elena Brower, Adya und Velan.

Danke an Sahara Yoga, den Ort, an dem die Liebe wohnt, der mir sehr viel Wesentliches über mich selbst gezeigt hat, immer wieder das Vertrauen in meinen Weg stärkt und an dem wir wunderbare Fotos für dieses Buch aufnehmen durften.

Christinas Dank

Danke, Maren, dass du dich auf die Buchidee eingelassen hast und wir so wunderbar miteinander schwingen konnten.

Danke an all die wundervollen Menschen in meinem Umfeld, die mich fordern, unterstützen, spiegeln, hinterfragen und lieben. Ich bin zutiefst dankbar und berührt, euch in meinem Leben zu haben.

Mein Dank gilt besonders meinem Mann, der mein Fels in der Brandung ist und mich in Vertrauen hält.

Danke auch an meinen Sohn, der mit seiner tief strahlenden Seele mein bester Lehrer ist.

Danke an meine Mutter, die in all meinen Lebensphasen an mich glaubt.

Danke an die starken Frauen in meinem Leben: für eure Unterstützung und Weisheit.

Danke an all die Schüler und Lehrer, die mir auf meinem Weg begegnet sind und mich geführt, gelehrt und genährt haben. Da ich so vielen tollen LehrerInnen begegnen durfte, verzeiht mir, dass ich nicht alle namentlich nenne. Ihr seid tief in meinem Herzen.

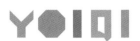  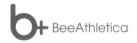

casall 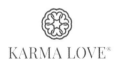 DHAVI DESIGNS

Erlebe die sieben Schlüssel für deinen authentischen Yogaunterricht online.

Jeder Schlüssel wird in einem vertiefenden Video aufgegriffen und praktisch erfahrbar. Lass dich von vielfältigen Übungen und Meditationen für deinen eigenen Unterricht inspirieren.

www.kamphausen.media/yogalehren/

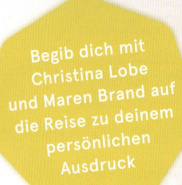

Begib dich mit Christina Lobe und Maren Brand auf die Reise zu deinem persönlichen Ausdruck

Kamphausen.Media

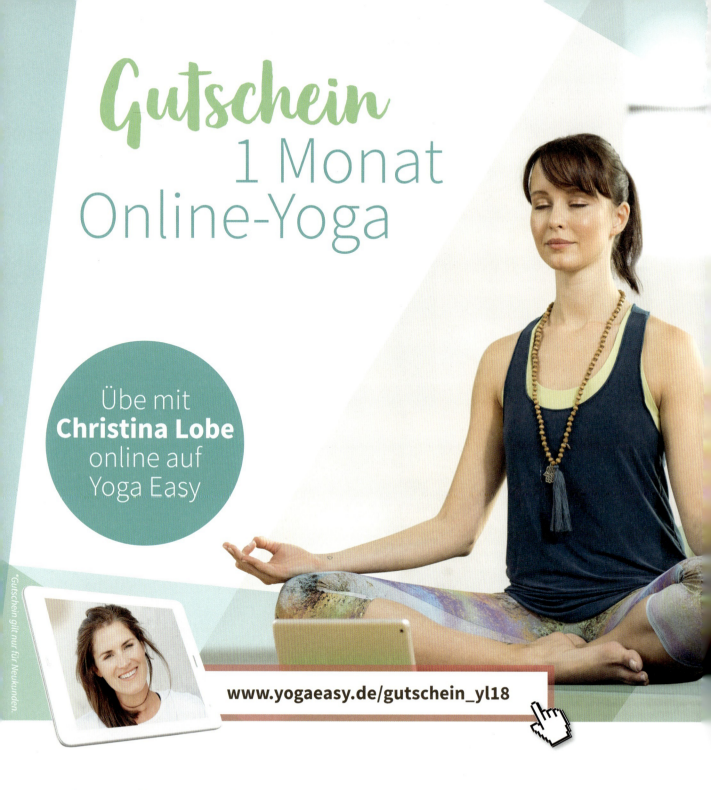

Gutschein
1 Monat
Online-Yoga

Übe mit
Christina Lobe
online auf
Yoga Easy

*Gutschein gilt nur für Neukunden.

www.yogaeasy.de/gutschein_yl18

YogaEasy – Online von den Besten lernen

Mit YogaEasy, deinem Online-Yogastudio, hast du deine
Lieblingslehrer immer dabei.

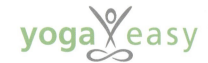